简明
肿瘤心脏病学
临床指导手册

主　编　葛均波　程蕾蕾

副主编　吴　薇　林瑾仪　李　静

编　委　葛均波（复旦大学附属中山医院　心内科）

程蕾蕾（复旦大学附属中山医院　心脏超声诊断科）

林瑾仪（复旦大学附属中山医院　心内科）

吴　薇（复旦大学附属中山医院　药剂科）

李　静（复旦大学附属中山医院　药剂科）

王　妍（复旦大学附属中山医院　肿瘤内科）

刘文娟（复旦大学附属中山医院　心理医学科）

章　倩（复旦大学附属中山医院　放疗科）

陈佳慧（复旦大学附属中山医院　心内科）

章　箎（复旦大学附属中山医院　心内科）

王春晖（复旦大学附属中山医院　药剂科）

沈毅辉（复旦大学附属中山医院　心脏超声诊断科）

张　卉（复旦大学附属中山医院　心脏超声诊断科）

姜惠琴（复旦大学附属中山医院　检验科）

李倩雯（复旦大学附属中山医院　药剂科）

复旦大学出版社

前　言 | Preface

　　随着精准医学和肿瘤诊治技术的不断发展，恶性肿瘤患者生存期明显延长。然而，肿瘤治疗相关心血管不良反应的发生率及致死率亦与日俱增，成为肿瘤幸存者常见的健康隐患。肿瘤心脏病学的发展对建立、健全多学科规范化合作，提升肿瘤诊疗水平，全方位提高肿瘤患者预后意义重大。心血管科和肿瘤科医师越来越多地出现在彼此的学术领域中，互相交流学习，跨领域、跨学科的合作项目正如"雨后春笋"般出现。

　　肿瘤伴随心血管事件的临床表现错综复杂、常常呈现恶性循环，直接和间接地影响到患者的诊疗和生存质量，甚至生命安全，因此必须给予高度重视。早期筛查、早期预警、及时干预是肿瘤心脏病学的核心环节。复旦大学附属中山医院率先在华东地区成立了第 1 个肿瘤心脏病学多学科联合门诊，在总结临床实践经验的基础上，团队专家精诚合作、分工负责，联合撰写了《简明肿瘤心脏病学临床指导手册》一书。本书集基础知识、实践经验和国内外肿瘤心脏病学领域最新研究成果于一体，对肿瘤合并心血管疾病的患者诊治过程中经常遇到的难点和重点进行了收集、归纳，对其发生机制、临床表现、诊断要点、处理策略、具体措施和用药依据等进行了详细的阐述，条理清晰，简明扼要，遵循临床思维，实用性较强。相信本书可以成为对广大临床工作者有用的参考资料，也可作为专科医师的系统学习书籍。

肿瘤心脏病学作为一门新兴交叉学科，新的理念、新的思路和大量新的科学信息不断涌现，我们需要持续学习、更新和丰富自己的知识。虽然存在诸多困难与挑战，但各界、各方和衷共济，奋发努力，这一领域必将吸引越来越多不同学科专家积极参与，为更多患者解决实际问题。在此一并感谢瑞阳制药有限公司在本书出版过程中的大力支持。

（葛均波　程蕾蕾）

目　　录　| Contents

第一章

肿瘤心脏病学概述

第一节 肿瘤心脏病学的产生与发展

近年来，随着肿瘤综合诊治水平的提高，肿瘤患者生存期不断延长，生活质量不断提高。然而，抗肿瘤治疗相关心脏毒性发生率也随之显著增加，心血管疾病已经成为肿瘤幸存者主要死亡原因之一。作为对公共健康造成极大负担的两类疾病，心血管疾病和恶性肿瘤有着诸多共同的危险因素和生物学机制，目前已经进入临床交汇状态，催生出一门蓬勃发展的新兴交叉学科——肿瘤心脏病学（cardio-oncology），其主要研究内容包括：心血管疾病患者复又罹患肿瘤的、恶性肿瘤患者因肿瘤治疗而面临心血管疾病风险、恶性肿瘤患者及其幸存者逐步发展为显性心血管疾病，同时也涵盖各种原发与继发的心脏良、恶性肿瘤患者。

与肿瘤治疗相关的心血管损害常被称为心脏毒性。心脏毒性不仅指心力衰竭和左心功能不全，还包括许多其他损害，如高血压、心肌缺血、心律失常、肺动脉高压、心包疾病、瓣膜疾病、外周血管疾病以及动静脉栓塞等。肿瘤治疗能够直接导致心脏毒性或通过加重心脏病的风险因素间接导致心脏毒性，而肿瘤学科和心血管学科的迅猛发展使得临床专科医师很难快速掌握彼此的治疗进展及其对疾病预后的影响，进而干扰对诊治合理性的综合判断。因此，肿瘤科及心血管科医师必须关注和了解与肿瘤常用的化学治疗、靶向治疗、免疫治疗、内分泌治疗以及放射治疗相关的心血管病变的流行病学、临床表现和病理生理学特点，掌握学科间的交叉知识，对该类患者做出快速诊断及合理治疗。

第二节　中国肿瘤心脏病学现状

近年来，随着肿瘤心脏病学的发展，越来越多的肿瘤科及心血管科医师迅速接受了这一理念。尽管已取得了一些成绩，肿瘤心脏病学在我国仍处于起步阶段，发展相对滞后。由于我国人群肿瘤心脏病学的流行病学数据尚少、缺乏独立的肿瘤心脏病团队、学科分支仍需进一步完善，使得肿瘤科医师对于该类肿瘤患者的临床诊疗理念尚需加强，诊疗规范明显缺失，并最终导致临床决策失误。在抗肿瘤治疗过程中，患者可能会出现疑似心血管疾病的症状或体征，临床往往在未采取有效评估方法明确是否为真正的心血管并发症之前，就永久终止该患者目前的抗肿瘤治疗方案。事实上，除少数严重并发症，多数患者可在积极处理并发症的同时继续抗肿瘤治疗。此外，由于缺乏教材或指南（共识），肿瘤科医师对于抗肿瘤治疗相关心脏毒性的诊治普遍存在观念陈旧的问题。譬如，在传统的认知中，根据抗肿瘤治疗相关心脏毒性的特点和发病机制，以多柔比星和曲妥珠单抗为代表，将其分为Ⅰ型（不可逆）和Ⅱ型（可逆转）。然而，随着对蒽环类药物心脏毒性认识的加深，发现对于早期出现的心脏毒性及时给予合理干预，患者射血分数的下降完全或部分可逆，越早发现和干预，射血分数可逆的患者比例越高。

目前我国正逐步进入老龄化社会，人类预期寿命延长，高龄人群在合并冠状动脉粥样硬化性心脏病（冠心病）、高血压、心律失常等心脏基础疾病上罹患肿瘤成为多发现象，此类患者在选择抗肿瘤治疗方案（如手术、化学治疗、靶向治疗、内分泌治疗、免疫治疗和放射治疗等）时，需首先至心血管内科专科门诊进行评估。然而，虽然已经有一些心血管科医师通过参加本领域的各类学术会议，对肿瘤相关性心血管疾病逐步开始了解和重视，但仍有相当一部分心血管专科医师对这一领域关注度低，尤其是在众多的二、三线城市和偏远地区，甚至存在一些错误的观念，导致肿瘤和心血管这 2 类疾病治疗间的相互干扰，引发的潜在医疗问题日益凸显。譬如，某些心血管专科医师认为癌症患者的心血管疾病没有治疗价值，从而造成此类患者就诊困难，甚至延误最佳干预时机。与此同时，随着诊断技术的发展、新型药物的应用和物理治疗方法的不断进步，很多类型的肿瘤经过治疗将逐渐以一种慢性病的模式长期存在。在长期癌症幸存者中，合并心血管疾病者死亡风险最高，预后最差。研究显示，心血管疾病已发展为仅次于肿瘤疾病本身的第二大死亡原因。因此，肿瘤患者合并心血管疾病或抗肿瘤治疗相关心脏毒性已经成为无法忽视的重要问题，肿瘤心脏病学的理念亟待进一步普及，必须真正落实到临床实践中，逐步完善患者在抗肿瘤治疗全程心脏毒性的评估和管理。

第三节　面临的机遇与挑战

在当前肿瘤心脏病学发展的初级阶段，其理念普及需要向纵深推进，基础研究和临床实践亟须规范，循证医学证据需进一步积累。作为一个新兴的交叉领域，肿瘤心脏病学有"4 个机会"：①对于既往合并或者新发心血管疾病的肿瘤患者，"求医无门"的现象将得到改善；②心血管疾病专科医师在临床实践中不断面临层出不穷的新问题，亟须学习和训练新的知识与技能；③肿瘤治疗相关心脏毒性的机制、诊断与管理尚不明确，是一片广阔的科研"处女地"；④纵观世界各国，恶性肿瘤与心血管疾病均是给国民卫生经济支出造成沉重负担的重要病种，有效改善肿瘤患者的心血管病变，有助于优化国家、家庭与个人的健康相关经济负荷。而要抓住这4个机会，就要求肿瘤科和心血管专科医师做好"2个整体管理"，首先要对肿瘤心脏病学的概念有所了解，力争掌握常见的临床处理原则；在这个过程中，医师应努力全面开展自身临床、科研以及科普工作，全面推进、有的放矢、融会贯通，更好地为肿瘤心脏病患者服务，在这个过程中也有效提升自我专业修养和职业发展。

"春江潮水连海平，海上明月共潮生。"随着国产免疫检查点抑制剂（immune checkpoint inhibitors，ICIs）等新型抗肿瘤药物进入国家医保目录，相信在不久的未来，越来越多的肿瘤患者病情能够得以扼制，癌症将变成与高血压、糖尿病等代谢性疾病并列的慢性病种。因此，我们必须用发展的眼光看待肿瘤心脏病学，"石以砥焉，化钝为利"。鉴于恶性肿瘤与心血管疾病各具特点，肿瘤患者合并心血管病变的临床管理策略较普通人群存在很多差别，国内多家中心已经进行努力探索。以复旦大学附属中山医院为例，我院肿瘤心脏病学团队整合了实力雄厚的心内科、心脏超声诊断科、肿瘤内科、普外科、放射治疗科、心外科、放射科、药剂科、核医学科、心理医学科、检验科、护理部等不同领域的专家，于2018年4月开设了华东地区第1个"肿瘤心脏病学多学科联合诊疗（multi-disciplinary team，MDT）门诊"，经过不断实践摸索，该门诊以"早期精准检测""药师全程配合""患者多病种全""强大专科基础"四大特色赢得了患者的信赖，获得了良好的社会效应。为了更好地推进我国肿瘤心脏病学发展，我们集结经验、梳理流程、博采众长，特此编撰《简明肿瘤心脏病学临床指导手册》，希望能对奋战在临床一线的肿瘤科和心血管科医师提供借鉴与帮助。

（程蕾蕾　葛均波）

📖 参考文献

［1］Ganatra S，Neilan TG. Immune checkpoint inhibitor-associated myocarditis ［J］. Oncologist，2018，23（8）：879－886.

［2］Mahmood SS，Fradley MG，Cohen JV，et al. Myocarditis in patients treated with immune checkpoint inhibitors ［J］. J Am Coll Cardiol，2018，71（16）：1755－1764.

［3］Wang DY，Salem JE，Cohen JV，et al. Fatal toxic effects associated with immune checkpoint inhibitors：a systematic review and meta-analysis ［J］. JAMA Oncol，2018，4（12）：1721－1728.

［4］Zamorano JL，Lancellotti P，Rodriguez MD，et al. 2016 ESC position paper on cancer treatments and cardiovascular toxicity developed under the auspices of the ESC committee for practice guidelines：the task force for cancer treatments and cardiovascular toxicity of the European Society of Cardiology（ESC）［J］. Eur J Heart Fail，2017，19（1）：9－42.

第二章

肿瘤外科手术前心血管准备和围手术期管理

外科手术是实体肿瘤最重要的治疗方式。在肿瘤的综合治疗方法中，外科手术就像战争中的陆军，直捣黄龙，最大限度地减少肿瘤负荷。围手术期患者心血管功能的评估，以及患者日常心血管用药如何处置，一直是困扰肿瘤外科医师的难题。本章内容围绕外科围手术期可能遇到的心血管疾病相关问题进行讨论。

第一节 外科手术的心血管危险分层

心血管功能评估是术前准备的重要内容，尤其是在年长患者或者已经知道存在心血管疾病的患者中。心血管事件将延长外科手术后患者住院时间、增加医疗费用甚至影响手术结局。研究显示至少有30%的围手术期死亡是由于心血管事件所致。以患者外科手术后30 d内心血管疾病死亡和心肌梗死作为终点事件进行评估，将外科手术分为低危、中危和高危，低危手术30 d内心血管疾病死亡和心肌梗死发生率<1%，中危手术发生率1%～5%，高危手术发生率达5%以上，具体见表2-1。

表2-1 外科手术心血管风险评估

低危：<1％	中危：1％~5％	高危：>5％
表皮手术	腹腔手术（如脾切除术、疝修补术、胆囊切除术）	主动脉和血管外科大手术
乳腺		四肢开放手术、截肢
牙科	有症状的颈动脉支架植入或内膜剥脱术	血栓栓塞取栓术
内分泌（如甲状腺）		胰十二指肠手术
眼科	外周动脉球囊扩张术	肝胆管手术
置换重建手术	动脉瘤修补术	食管手术
无症状的颈动脉支架植入或内膜剥脱术	头面外科手术	肠穿孔修补术
	神经科或髋关节和脊柱外科大手术	肾上腺切除术
妇科小手术		膀胱切除术
矫形外科（如半月板切除术）	泌尿外科和妇产科大手术	肺切除术
	肾移植术	肺和肝移植
泌尿外科（如经尿道前列腺切除术）	胸腔内小手术	

表2-1所列是关于手术的部位、手术的种类以及手术的范围情况。从手术以及麻醉层面上需要分析的是：①手术的侵入性和范围大小、手术过程大致需要的时间、术中需要的核心体温、出血量的估计以及可能造成体液的转移，换言之就是手术以及麻醉过程对循环可能造成的干扰度；②手术的部位以及手术方式，关系到能否进行有效的止血；③某些手术可激活凝血和纤溶因子，如一些血管外科和妇产科手术，风险相应增加；④患者围手术期应激的程度。

外科医师和麻醉科医师需要通过综合以上心血管风险评估，对患者即将经历的手术和麻醉过程做到知己知彼，结合患者个体情况，以生物-心理-社会的现代化医学模式，与患者和家属充分沟通来决定手术是否进行。

第二节　外科手术和冠状动脉介入手术先后安排

由于年龄增长是多数肿瘤的易患因素，也是心血管疾病的危险因素，所以临床上肿瘤外科患者中，不少人合并心肌缺血；另外，统计数据显示，5％～25％的冠状动脉支架植入术后患者在5年内需要进行非心脏外科手术。当准备行外科手术的肿瘤患者同时罹患冠心病时，首先应确定肿瘤创伤性检查和手术治疗与冠心病治疗两者的轻重缓急、孰先孰后。对于 ST 段抬高型心肌梗死，由于不进行干预，患者死亡率高，必须先处理急性心肌梗死，开通罪犯血管。而对于冠心病其他情况，如稳定型心绞痛、急性冠脉综合征中不稳定型心绞痛和非 ST 段抬高型心肌梗死、血管重建术后的患者，要行肿瘤外科手术时需要权衡多种风险，包括停用抗血小板药物造成血管内血栓或支架内血栓风险、推迟外科手术所造成的延误风险、继续双抗治疗造成围手术期出血的风险。2014 年欧洲心脏病学会（European Society of Cardiology，ESC）指南对以上情况外科手术安排的建议见表 2 - 2～表 2 - 4。对于心肌缺血高危患者推荐术前检查超敏心肌肌钙蛋白（high-sensitive cardiac troponin，hs - cTn），术后 48～72 h 应进行随访，以利于及时发现心肌缺血事件。

表 2 - 2　稳定型心绞痛肿瘤手术安排建议

建　　议	推荐级别	证据等级
血运重建术可行，指征遵从稳定型心绞痛指南建议	I	B
稳定型心绞痛，先行非心脏外科手术，再完成冠状动脉血运重建术	I	C
根据应激诱发再灌注损伤的可能大小，可考虑预防性心脏血运重建术	II b	B
在低、中危外科手术之前，对已证实的缺血性心脏病常规预防性冠状动脉血运重建	III	B

表2-3 非 ST 段抬高型心肌梗死肿瘤手术安排建议

建 议	推荐级别	证据等级
如果非心脏外科手术可以推迟，建议按 NSTE - ACS 指南诊治	I	A
对于危及生命需要施行紧急非心脏外科手术并且需要冠状动脉血运重建的 NSTE - ACS 患者，应组织专家组讨论，优先外科手术	IIa	C
对于已经进行了非心脏外科手术患者，建议外科手术后接着根据 NSTE - ACS 指南积极治疗，包括进行血运重建术	I	B
如果在相对紧急的外科手术之前进行了经皮冠状动脉介入治疗（percutaneous coronary intervention，PCI），建议植入新一代药物洗脱支架、裸支架，甚至只进行球囊扩张术	I	B

表2-4 冠状动脉血运重建术后无症状患者非心脏外科手术建议

建 议	推荐级别	证据等级
除外高危患者，6 年内搭桥术无症状患者进行非紧急的非心脏外科手术无需做进一步的冠状动脉血管评估	I	B
近期裸支架植入术后，至少 4 周，最好 3 个月后再行非紧急非心脏外科手术	IIa	B
药物洗脱支架植入术后 12 个月方可进行非紧急非心脏外科手术，对于新一代药物洗脱支架可以缩短至 6 个月	IIa	B
对于近期进行球囊扩张术，至少 2 周以上方可进行非心脏外科手术	IIa	B

简言之：①对于急性 ST 段抬高型心肌梗死，先处理心血管疾病，推迟肿瘤外科手术。②对于不稳定型心绞痛和非 ST 段抬高型心肌梗死，除非外科手术推迟会立即危及生命，否则应予推迟，先处理心脏情况；并且在冠状动脉介入治疗过程中，尽量采

取裸支架或者球囊扩张的方式，以缩短术后双联抗血小板治疗（dual antiplatelet therapy，DAPT）时间，为后续肿瘤外科手术提供机会。③对于稳定型心绞痛者，优先做肿瘤外科手术；对于做了外科手术，术后出现急性冠脉综合征者，根据心血管疾病相关指南积极安排血运重建手术。④对于已经做过 PCI 的患者，根据 PCI 的类型安排手术时间。PCI 手术距离外科手术安排的最短时间为：单纯球囊扩张术后 2 周，药物球囊切割术后 1～3 个月，裸支架植入术后 1 个月，药物洗脱支架植入术后 6 个月（随着药物洗脱支架的更新换代，出现支架内血栓的风险下降，特殊情况下可多学科会诊，讨论缩短双联抗血小板时间至 3 个月）。即在最短时间限制内，不考虑停药安排肿瘤外科手术。

第三节 "阿司匹林们"究竟该不该停

"阿司匹林们"，指的是心血管内科在冠心病治疗中常用的抗血小板药物。当确定需立即进行有创的检查和手术治疗之后，抗血小板药物治疗是围手术期外科医师关心的问题。血小板的激活和聚集是血栓栓塞性疾病的始动因素，因此抗血小板药物是冠心病药物治疗的基石，从慢性冠脉综合征到急性冠脉综合征，从稳定型心绞痛到急性心肌梗死，从冠状动脉介入到冠状动脉搭桥术，每个阶段都强调抗血小板治疗。只是根据不同临床情况，对抗血小板药物的强度和时间紧迫性上存在差别。通常对于稳定型心绞痛和冠状动脉血运重建术后 1 年以上的患者，给予单个抗血小板药物治疗；对于急性冠脉综合征、冠状动脉介入和冠状动脉搭桥术后 1 年之内的患者，要求 DAPT；对于心肌梗死急性期的患者，更是强调负荷剂量 DAPT，以期在尽可能短的时间内抑制血小板的聚集。以下介绍常用抗血小板药物及围手术期应用建议。

一、常用抗血小板药物

1. 阿司匹林　通过不可逆地抑制血小板环氧化酶-1，使血栓素 A_2 形成减少，阻断血小板聚集。用法：阿司匹林肠溶片 $75\sim100\,mg$，每天 1 次，口服。急性冠脉综合征急诊负荷量 $300\,mg$，顿服。

2. 氯吡格雷　噻吩吡啶类药物，经细胞色素 P450 酶系代谢转化为活性代谢物后，不可逆地抑制二磷酸腺苷（adenosine diphosphate，ADP）和血小板膜上的 P2Y12 受体结合及抑制 ADP 介导的糖蛋白（glycoprotein，GP）Ⅱb/Ⅲa 复合物的活化，从而抑制血小板聚集。用法：硫酸氢氯吡格雷片 $75\,mg$，每天 1 次，口服。急性冠脉综合征急诊负荷量 $300\,mg$，顿服。

3. 替格瑞洛　新型非噻吩吡啶类药物，与 ADP P2Y12 受体可逆结合，起效快，不受代谢酶的影响。用法：替格瑞洛片 $90\,mg$，每天 2 次，口服。急性冠脉综合征急诊负荷量 $180\,mg$，顿服。

4. 普拉格雷　新一代强效噻吩并吡啶类药物，经细胞色素 P450 酶系代谢转化为活性代谢物后，不可逆抑制血小板上的 ADP P2Y12 受体，比氯吡格雷具有更高的活性代谢物转化率及更高的生物利用度。目前该药在国内还没有获批使用。

5. 吲哚布芬　异吲哚啉基苯基丁酸衍生物，通过可逆性抑制血小板环氧化酶，使血栓素 A_2 生成减少。目前作为阿司匹林不耐受患者的替代用药。值得注意的是，该药在有胃肠道活动性病变者仍需慎用。用法：吲哚布芬片 $100\,mg$，每天 2 次，口服。

6. 西洛他唑　磷酸二酯酶 3（phosphodiesterase 3，PDE3）抑制剂，可抑制由 ADP 和胶原介导的血小板聚集。用法：西洛他唑片 $50\sim100\,mg$，每天 2 次，口服。

7. 替罗非班和依替巴肽　血小板 GP Ⅱb/Ⅲa 受体拮抗剂代

表药物。替罗非班是一种小分子非肽类酪氨酸衍生物，对 GP Ⅱ b/Ⅲa 受体具有高亲和力和特异性，剂量依赖性地抑制 GP Ⅱ b/ Ⅲa 受体介导的血小板聚集，静脉用药。依替巴肽是人工合成环七肽分子。

二、抗血小板药物围手术期用药建议

肿瘤的诊疗与心血管疾病患者抗血小板药物的应用之间仍存在许多矛盾，比如病理活体组织检查术及外科手术需要正常的血小板功能预防出血，而心血管疾病患者常规抗血小板药物治疗无法随意停用，导致该类患者围手术期抗血小板治疗陷入困境。因此，需要全面综合评估患者的出血风险，制订肿瘤患者围手术期抗血小板治疗的标准。具体建议见表 2－5。

表 2－5　围手术期抗血小板治疗建议

建　　议	推荐级别	证据等级
如出血风险允许，建议围手术期全程进行阿司匹林治疗；如需停用，术后尽早恢复	Ⅰ	B
植入冠状动脉支架后，对于可以保留阿司匹林治疗的外科手术，而需要停用 P2Y12 受体拮抗剂的，P2Y12 受体拮抗剂至少使用 1 个月	Ⅱa	B
术前最短停药时间，替格瑞洛 3 d，氯吡格雷 5 d，普拉格雷 7 d	Ⅱa	B
外科手术前多学科专家讨论 DAPT 方案	Ⅱa	C
近期心肌梗死或其他高危缺血患者，需要 DAPT，择期外科手术推迟至 6 个月后	Ⅱb	C
如果外科手术要求 2 种口服抗血小板药物都要停用，而患者血栓风险极高，可以给予静脉用抗血小板药物作为桥接，尤其是适合支架植入术后 1 个月内又必须实施外科手术的患者	Ⅱb	C
择期外科手术且支架植入术后 1 个月内的患者，不宜停用 DAPT	Ⅲ	C

简言之，对于需要服用抗血小板药物的患者，应做如下处理：①如手术出血风险不大，手术部位、手术方式容易止血，原单用阿司匹林者可以全程应用，DAPT 者保留阿司匹林，停用另一种抗血小板药物。②如手术出血风险大，需要停用所有抗血小板药物，最短停用时间为阿司匹林和普拉格雷 7d，氯吡格雷 5d，替格瑞洛 3d。③如手术出血风险大，停用抗血小板药物患者的血栓风险也极大，可联系心内科会诊，术前停用口服抗血小板药物后，给予短效 GPⅡb/Ⅲa 受体拮抗剂静脉用药桥接，目前仍是Ⅱb 建议。④在冠状动脉介入手术后或者急性冠脉综合征治疗中，对双联抗血小板药物服用有时间上的要求，也就是这段时间内除非双联抗血小板用药会危及生命，否则不得停用，具体给出最短的期限，不得逾越！要求双联抗血小板最短时间在单纯球囊扩张后 2 周，裸支架植入后 4 周，药物球囊切割术后 1～3 个月，药物洗脱支架植入 3～6 月内。在这段时间内，如果手术评估为出血高危，与抗血小板药物出现矛盾，就必须推迟手术。⑤当手术后出血风险不再影响疾病治疗，尽早恢复抗血小板药物治疗。如果原先服用双联抗血小板药物，也尽早恢复。

第四节　抗凝药物围手术期怎么用

抗凝药物的使用历史悠久，在心血管领域的适应证最常见的是心脏人工机械瓣置换术后、心房颤动的抗栓治疗，其他还包括深静脉血栓和肺栓塞、脑栓塞、心腔内血栓形成、抗磷脂综合征等。在肺动脉高压和恶性肿瘤患者中，如存在高凝风险，也应给予抗凝治疗。

要决定围手术期如何使用这些抗凝药物，首先要对它们的特点有所了解。

一、常用的抗凝药物

1. 华法林　属于香豆素类，为维生素 K 拮抗剂（vitamin K antagonist，VKA）。通过拮抗维生素 K 使其在肝脏中合成凝血因子 Ⅱ、Ⅶ、Ⅸ、Ⅹ 减少而抗凝，但由于用药开始时体内仍有足量凝血因子，故需要等这些凝血因子耗竭后才能体现其抗凝作用。而停用华法林后，也要等到肝脏中重新合成"质量过关"的凝血因子后患者凝血功能才能恢复。所以，华法林用药需要 3～5 d 方可起效，而华法林停药，也要经过 3～5 d 才失去药效。临床上常将国际标准化比值（international normalized ratio，INR），即患者凝血酶原时间（prothrombin time，PT）（s）/正常参比血浆 PT（s），作为华法林疗效的指标来衡量。当 INR≤1.5 时，外科手术可以安全进行。

2. 肝素类药物　包括普通肝素和低分子肝素（low molecular weight heparin，LMWH）。普通肝素通过激活抗凝血酶Ⅲ（antithrombin Ⅲ，ATⅢ）起到抗凝作用，ATⅢ 可与多种凝血因子结合并抑制它们的活性，从而预防血栓形成。低分子肝素是普通肝素的活性片段。除了具有抗 ATⅢ 的活性，抗凝血因子 Ⅹ 的作用是普通肝素的 2～4 倍，抗 Ⅹa/Ⅱa 的比值高，能抑制Ⅱa 的大量产生，有更高效的抗栓活性。肝素类药物半衰期短，所以往往作为华法林停药后的桥接用药。相比普通肝素，大多数手术围手术期推荐使用低分子肝素桥接，因为其临床证据更丰富。当作为华法林的桥接药物时，停用华法林至 INR＜2.0 开始给予低分子肝素治疗，INR＜1.5 可以安排手术。低分子肝素停药后 12 h 就可以安全接受各种手术。而对于心脏人工机械瓣换瓣术后患者，普通肝素静脉用药桥接临床证据更充分，术前 4 h 停药。具体桥接过程见表 2-6。

表2-6 围手术期华法林和肝素类药物的桥接

药物 \ 手术时间	准备手术			手术当天		手术结束12h后	术后恢复用药
	INR 2~3	INR 1.5~2	INR<1.5	术前复查 INR<1.5	手术后 12h内	INR<2	INR 2~3
华法林	停用	停用		停用任何抗凝药	术后12h内不用任何抗凝药物	术后1~2d内无出血情况恢复华法林服药，按术前1.5倍剂量服用2d，第3天恢复术前用药量	恢复术前用药量
低分子肝素或普通肝素	停用	使用	决定手术时间后，低分子肝素术前停用12h，普通肝素停用4h	停用任何抗凝药	术后12h内不用任何抗凝药物	无出血情况术后1~2d开始用药	停用

围手术期 VKA 和肝素类药物的使用与手术的类型、方式关系密切，需要灵活掌握。对于难以压迫止血的出血高危手术而言，口服 VKA 的中止和肝素类药物的桥接治疗是必须进行的。对于出血风险极小的手术，如白内障手术和皮肤表皮手术，术前口服 VKA 药物甚至不需要停用，但需要控制 INR 在较低范围内（INR＜2）。

3. 新型口服抗凝药（novel oral anticoagulants，NOACs）包括Ⅱa因子抑制剂达比加群酯和Ⅹa因子直接抑制剂利伐沙班、阿哌沙班、依度沙班。NOACs 相比华法林价格昂贵，由于半衰期短，较少经过肝药酶代谢，故较少受个体化和其他药物影响，上市后很快得到广泛应用。具体各个药物的药理学特点见表 2-7。

表 2-7 新型口服抗凝药物的药理学特点

	达比加群酯	利伐沙班	阿哌沙班	依度沙班
靶点	Ⅱa	Ⅹa	Ⅹa	Ⅹa
给药途径	口服	口服	口服	口服
达峰时间（h）	1.25～3	2～4	3～4	1～2
前体药	是	否	否	否
食物影响	否	否	否	否
生物利用度（%）	6.5	80～100	50	62
药物相互作用	PgP 抑制剂和诱导剂	CYP3a4 和 PgP 抑制剂和诱导剂	CYP3a4 和 PgP 抑制剂和诱导剂	PgP 抑制剂和诱导剂
平均半衰期（h）	12～14	7～11（老年人 11～13）	12	6～11
肾脏清除率（%）	85	33	27	37～50
用法	bid	qd	bid	qd

注：qd：每天 1 次；bid：每天 2 次

早先的文献推荐术前新型口服抗凝药需要停用3～5 d，这将出现一段抗凝的空窗期，对于栓塞风险低而手术出血高危，或者需要脊髓和硬膜外麻醉的患者或许是需要的。但对于出血风险低、中危的肿瘤手术，NOACs术前仅需停用2～3个半衰期即可。以利伐沙班和达比加群酯为例，出血低、中危患者术前需停药24 h，即术前一天早上服用后停药；而高出血风险的肿瘤手术，NOACs术前需停用4～5个半衰期，也就是利伐沙班和达比加群酯都约为48 h，在术前2 d早上服用后停药；因达比加群酯85％通过肾脏清除，对于用药的患者，如肾功能下降，应注意适当延长停药时间。对于栓塞风险极高而术前停药时间长将出现抗凝空窗期的患者，可考虑给予低分子肝素桥接。由于NOACs相比VKA抗凝效果起效迅速，建议在术后1 d恢复用药，如手术出血风险极高，可推迟至术后49～72 h恢复用药，无需桥接低分子肝素。

二、抗凝药物的拮抗剂

平时服用抗凝药物的患者突发情况需急诊手术时，需要快速地逆转抗凝药物的作用。这种情况在肿瘤患者中并不多见，因为大多数肿瘤的外科手术都是择期手术，这方面内容，肿瘤外科医师只需要稍做了解。

华法林的拮抗剂，推荐维生素 K 2.5～10 mg 静脉用药或口服，一般需要6～12 h才能够使得INR恢复正常值。紧急逆转华法林的作用需要新鲜冷冻血浆和凝血酶原复合物。肝素最好的拮抗剂其实是时间，普通肝素停用4 h凝血功能即得到恢复，紧急情况下肝素还可以给予鱼精蛋白中和，计算出末2 h肝素的总量，按1 U鱼精蛋白＝1 U肝素换算得到需要给的鱼精蛋白剂量。低分子肝素一般在给药后8 h其抗凝作用减弱至可忽略，如果需要立即拮抗，也是使用鱼精蛋白，但其抗 Xa 因子活性无法被中和。

第五节　高血压会不会影响手术

　　高血压是一种常见的心血管疾病，加之血压测量简便，因此围手术期高血压很容易被发现。有些外科医师担忧血压升高术中出血增加，事实上，对于严重的难治性高血压会增加围手术期心血管事件和并发症的观点，其真实意义是指向隐藏在高血压这一现象之后的病因和严重的靶器官损害。并没有证据说明1～2级高血压，即收缩压＜180 mmHg、舒张压＜110 mmHg会因为延迟手术控制血压而获益。也就是说除了3级难治性高血压，1～2级高血压并不影响手术和麻醉的进行。我们把围手术期高血压所需要诊断和治疗方面的注意点用一个简单的流程图表示（图2-1）。

第六节　什么样的心律失常有风险

　　心律失常是指心脏激动的起源、频率、节律、传导速度和传导顺序等异常，包含对手术无影响的良性心律失常，也包含会加重围手术期死亡率的恶性心律失常。所以对于既往有心律失常病史的患者，需要心内科医师的术前评估。
　　以下按围手术期室性和房性心律失常分别阐述相应的处理和注意事项。

一、围手术期室性心律失常

　　室性心律失常包括室性期前收缩和室性心动过速，在围手术期高危患者中常见，其中单形性室性心动过速来自心肌瘢痕，多形性室性心动过速则提示急性心肌缺血。如术前新发现心律失

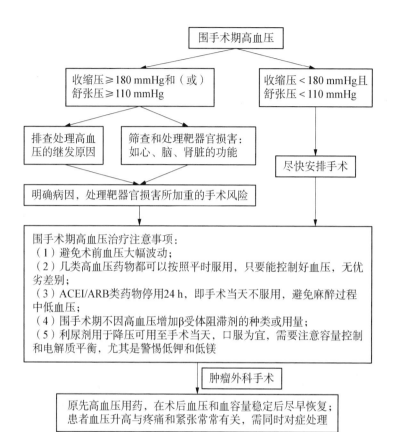

图2-1 围手术期高血压的诊疗流程

常，则需要进行超声心动图、冠状动脉造影检查，甚至进行血运重建治疗和心脏电生理检查，完善检查并相应处理后准备手术。具体处理用药流程见图2-2。

二、围手术期室上性心动过速和心房颤动

室上性心动过速和心房颤动是最常见的围手术期心律失常，原因是多方面的，围手术期交感神经兴奋是常见触发原因。这类心律失常只有极少数导致快心室率从而发生血流动力学的改变，

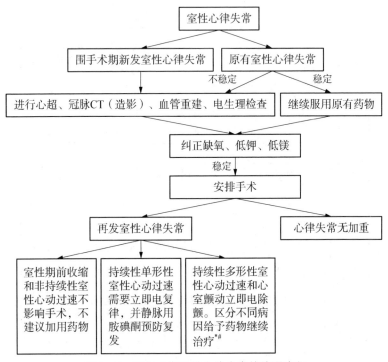

图2-2　围手术期室性心律失常的处理流程

注：＊①β受体阻滞剂用于缺血性心肌病；②胺碘酮用于复发性持续性多形性室性心动过速；③镁剂用于长 QT 综合征和尖端扭转型室性心动过速；④β受体阻滞剂联合临时起搏用于窦缓伴尖端扭转型室性心动过速；⑤异丙肾上腺素用于非先天性长 QT 综合征反复发作长间歇依赖性尖端扭转型室性心动过速。

＃病因不明，宽 QRS 心动过速不能给予钙拮抗剂治疗

绝大多数都不会影响手术的顺利进行，也不会增加围手术期心血管事件的发生率。

具体用药和处理建议：①围手术期。原先抗心律失常药物继续服用。②去除诱因。如纠正呼吸衰竭和电解质紊乱。③当出现血流动力学不稳定时建议电复律。④血流动力学稳定时可尝试通过诱发迷走神经反射治疗。⑤房性期前收缩。无特殊药物推荐，可以不处理。⑥室上性心动过速。诱发迷走神经反射或应用腺苷

加以终止；反复发作者给予β受体阻滞剂、钙拮抗剂、胺碘酮终止；预激综合征合并心房颤动患者可以行射频手术消融旁道，再安排肿瘤外科手术。⑦心房颤动。围手术期通常以控制心室率为主要目标，可采用β受体阻滞剂、钙拮抗剂、地高辛、胺碘酮。此外，还需注意心房颤动患者围手术期抗凝药物的处理，具体建议见本章第四节。

三、围手术期缓慢性心律失常

具体用药和处理建议：①无特殊药物治疗；②大部分围手术期心动过缓可平稳过渡，小部分需要临时心脏起搏；③围手术期临时起搏的适应证和永久起搏大致等同；④对于完全性房室传导阻滞和窦性停搏，可直接给予永久起搏器治疗；⑤无症状的双分支阻滞伴有或无Ⅰ度房室传导阻滞，可以给予经皮起搏。

四、围手术期起搏器和心脏除颤仪

具体用药和处理建议：①建议使用双极电刀；②电刀使用区域尽量远离起搏器、降低使用的电压和缩短脉冲时间；③对于起搏器依赖患者，术前请心内科医师调整起搏器至不感知状态，即磁频起搏；④对于使用植入型心律转复除颤器（implantable cardioversion defibrillator，ICD）的患者，术前需关闭起搏器功能，备用体外除颤仪；⑤术后离开手术室前，起搏器程控回到功能状态。

对于围手术期，什么样的心律失常有风险，我们的回答是：有器质性心脏病病史尤其有陈旧性心肌梗死的患者有风险，有急性心肌缺血的患者有风险，这2类患者需要在术前慎重考虑；发生持续性室性心动过速的患者有风险，尤其是多形性室性心动过速和心室颤动，是需要立即电除颤的危急症，甚至等不到心内科医师会诊。以上是围手术期需要立即处理的情况，要求每位外科医师对于电除颤步骤了然于心。

第七节　最让人担心的其实是心力衰竭

心力衰竭是各种心脏病的严重表现或晚期阶段，此时心脏不能泵出足够的血液以满足组织代谢需要，是围手术期心血管事件明确的危险因素。国外的临床数据显示，对于年龄≥65 岁的经历手术操作的患者中有 18％存在心力衰竭，而心力衰竭会使得围手术期死亡率增加 63％，使术后 30 d 任何原因再住院率增加51％。心力衰竭的确是最让人担心的围手术期心血管情况。所以，在决定肿瘤外科手术前需要心血管和麻醉科医师评估心功能能否胜任手术和麻醉过程。

一、有关诊断和评估的建议

（1）对于怀疑和确诊心脏病的患者，当需要进行高危肿瘤外科手术时，必须进行经胸超声心动图术前评估。

（2）超声心动图结果左心射血分数（left ventricular ejection fraction，LVEF）<30％是围手术期心血管事件的强预测因子，谨慎考虑手术。

（3）已知和怀疑心力衰竭患者需要术前进行脑钠肽（brain natriuretic peptide，BNP）检查，BNP 升高与围手术期事件增加相关，BNP≥100 pg/ml 和 N-末端脑钠肽前体（N-terminal pro-brain natriuretic peptide，NT-proBNP）≥300 pg/ml 可作为诊断急性心力衰竭的指标，BNP≥35 pg/ml 和 NT-proBNP≥125 pg/ml 可作为诊断慢性心力衰竭的指标。

（4）除超声心动图和 BNP 之外，患者临床一般情况、容量负荷也需要加以评估。

（5）如超声心动图透声条件欠佳，心脏 MRI 可以作为备选检查来评估心脏结构和功能。

（6）心肺运动试验有价值，无氧阈［＜11 ml O_2/（kg·min）］和峰值氧耗量有望作为手术风险的分层指标，这方面还有待进一步积累经验。

简言之，心力衰竭的术前评估，除了既往病史和症状、体征之外，客观检查能提供重要信息。对于 LVEF＜30％，BNP 和 NT‐proBNP 升高的患者，心肺运动试验提示风险高的患者，外科医师要认识到围手术期心血管事件发生率高。

二、有关治疗用药的建议

（1）心力衰竭患者继续服用 β 受体阻滞剂、血管紧张素转换酶抑制剂（ACEI）或血管紧张素受体拮抗剂（ARB）、醛固酮受体拮抗剂；有充血性心力衰竭症状和体征的患者加用利尿剂；地高辛是二线用药。

（2）LVEF＜35％，伴左束支传导阻滞且 QRS 波群时间≥120 ms 的患者，评估术前心脏再同步治疗（cardiac resynchronization therapy，CRT）或带除颤功能的同步化治疗（CRT‐defibrillator，CRT‐D）指征。

（3）如果患者初诊心力衰竭，建议评估手术风险。风险高建议 3 个月正规药物治疗，药物滴定至最大可耐受量，改善心功能后再考虑手术。

（4）对于平时服用 β 受体阻滞剂的患者，围手术期尽可能全程用药。

（5）考虑 ACEI/ARB 可能导致手术和麻醉过程低血压，手术当天不用药。

（6）围手术期内缺乏滴定调整剂量的时间，不建议 β 受体阻滞剂、ACEI 初始用药，对于心血管疾病高危患者必须临时用药者，应推迟手术进行适当观察。

（7）围手术期容量管理很重要，根据具体情况术前应用利尿剂，术后控制入液量。

简言之：①围手术期注意控制容量负荷，不高不低；②β受体阻滞剂保持不变，术前不停也不加，如果高危患者需要用药，则手术需要推迟；③ACEI/ARB手术当天不用药。

心内科常用口服药的适应证和具体药物常用剂量见表2-8。

表2-8　心内科常用口服药一览表

类别	适应证	具体药物常用剂量
抗血小板药物	冠心病 心肌梗死 缺血性脑血管病	阿司匹林 100 mg，qd 氯吡格雷 75 mg，qd 替格瑞洛 90 mg，bid 吲哚布芬 100 mg，bid 西洛他唑 50～100 mg，bid
β受体阻滞剂	高血压 冠心病心绞痛、心肌梗死 慢性心力衰竭 快速性心律失常 肥厚型心肌病、甲状腺功能亢进症	酒石酸美托洛尔 6.25～50 mg，bid 琥珀酸美托洛尔 11.875～95 mg，qd 比索洛尔 1.25～10 mg，qd 卡维地洛 2.5～20 mg，bid
ACEI/ARB	高血压 心力衰竭	福辛普利 10 mg，qd 培哚普利 4～8 mg，qd 赖诺普利 10 mg，qd 依那普利 10 mg，qd 氯沙坦 50～100 mg，qd 缬沙坦 40～80 mg，qd 厄贝沙坦 150 mg，qd 奥美沙坦 20 mg，qd 替米沙坦 80 mg，qd
钙拮抗剂	高血压 心肌缺血 室上性心动过速 血管痉挛	氨氯地平 5 mg，qd 非洛地平 5 mg，qd 硝苯地平控释片 30 mg，qd 乐卡地平 10 mg，qd 拉西地平 4 mg，qd

续　表

类别	适应证	具体药物常用剂量
利尿药	高血压 心力衰竭	呋塞米 20～40 mg，qd 托拉塞米 5 mg（qd）～10 mg（bid） 氢氯噻嗪 12.5～25 mg，qd 螺内酯 20 mg，qd
他汀类药物	家族性和其他原因所致高胆固醇血症首选用药	阿托伐他汀 20 mg，qn 瑞舒伐他汀 10 mg，qn 辛伐他汀 20 mg，qn
	动脉粥样硬化性心脑血管病的一级和二级预防	普伐他汀 40 mg，qn 匹伐他汀 2 mg，qn

注：qd：每天 1 次；bid：每天 2 次；qn：每晚 1 次

（林瑾仪）

📖 **参考文献**

［1］ De Hert S，Moerman A，de Baerdemaeker L. Postoperative complications in cardiac patients undergoing noncardiac surgery［J］. Curr Opin Crit Care，2016，22：357-364.

［2］ de Hert S，Staender S，Fritsch G，et al. Pre-operative evaluation of adults undergoing elective noncardiac surgery：updated guideline from the European Society of Anaesthesiology［J］. Eur J Anaesthesiol，2018，35（6）：407-465.

［3］ Doherty JU，Gluckman TJ，Hucker WJ，et al. 2017 ACC expert consensus decision pathway for periprocedural management of anticoagulation in patients with nonvalvular atrial fibrillation：a report of the American College of Cardiology Clinical Expert Consensus Document Task Force［J］. J Am Coll Cardiol，2017，69（7）：871-898.

［4］ Glance LG，Lustik SJ，Hannan EL，et al. The surgical mortality probability model：derivation and validation of a simple risk prediction rule for noncardiac surgery［J］. Ann Surg，2012，255：696-702.

［5］ Kristensen SD，Knuuti J，Saraste A，et al. 2014 ESC/ESA guidelines on non-cardiac surgery：cardiovascular assessment and management：the joint task force on non-cardiac surgery：cardiovascular assessment and management of the European Society of Cardiology（ESC）and the European Society of Anaesthesiology（ESA）［J］. Eur J Anaesthesiol，2014，31（10）：517‑573.

［6］ Narouze S，Benzon HT，Provenzano DA，et al. Interventional spine and pain procedures in patients on antiplatelet and anticoagulant medications：guidelines from the American Society of Regional Anesthesia and Pain Medicine，the European Society of Regional Anaesthesia and Pain Therapy，the American Academy of Pain Medicine，the International Neuromodulation Society，the North American Neuromodulation Society，and the World Institute of Pain ［J］. Reg Anesth Pain Med，2015，40：182‑212.

［7］ Valgimigli M，Bueno H，Byrne RA，et al. 2017 ESC focused update on dual antiplatelet therapy in coronary artery disease developed in collaboration with EACTS：the task force for dual antiplatelet therapy in coronary artery disease of the European Society of Cardiology（ESC）and of the European Association for Cardio‑Thoracic Surgery（EACTS）［J］. Eur Heart J，2018，39（3）：213‑260.

第三章

肿瘤患者心血管不良事件全程管理原则

恶性肿瘤与心血管疾病是目前全球疾病负担最重的 2 类疾病，两者时常伴有共同的危险因素，如高龄、肥胖、饮食习惯以及生活方式等。而且由于恶性肿瘤诊治水平的提高，肿瘤幸存者的生存时间延长，从而使肿瘤治疗相关或肿瘤合并心血管不良事件发生率日益增加。作为肿瘤科医师，需要重视患者在长期抗肿瘤治疗中发生的心血管不良事件，并能及时进行相应处理。而由于专业学术分工的不同，肿瘤科医师对于心血管疾病的专业学术内容了解不够深入，尤其是肿瘤心脏病学的高危人群、心血管不良事件的风险分层与发生类型、肿瘤心脏病的防治等内容。近年来，随着肿瘤心脏病学的快速发展，抗肿瘤治疗过程中的心血管问题已经从呼吁重视向早期预防、合理治疗及监测随访的全程管理模式转变。本章将结合肿瘤科医师的临床需要和肿瘤心脏病学这一新兴交叉学科热点对肿瘤患者心血管不良事件全程分层管理策略进行简要梳理和介绍。

第一节 肿瘤心脏病学的管理对象

广义的肿瘤心脏病学管理对象包括 4 个部分：①肿瘤和心血管疾病共同的危险因素；②肿瘤合并心血管疾病；③抗肿瘤治疗

引起的心血管毒性；④心脏原发性肿瘤。

一、共同的危险因素

从发病来看，肿瘤和心血管疾病有许多相同的危险因素：①不可控的因素。包括性别、种族、年龄等，尤其是人口老龄化对于两者的影响是一致的。②肥胖。肥胖与胰腺癌、结肠癌、乳腺癌等肿瘤和心血管疾病的发生密切相关。③代谢综合征。包括高血糖及脂质代谢紊乱。高血糖可激活胰岛素生长因子 - 1（insulin-like growth factor-1，IGF - 1）通路，而 IGF - 1 水平升高可能促进肿瘤的发生、发展；血清脂质水平异常与乳腺癌的发生发展也密切相关。④生活习惯。烟草和过多酒精的摄入与多种恶性肿瘤和冠心病的发生相关；过量盐摄入与胃癌及高血压的发生相关；久坐少动的人群肿瘤和心血管疾病发生率更高。

二、肿瘤合并心血管疾病

肿瘤合并的常见心血管疾病包括高血压、冠状动脉疾病、血栓栓塞性疾病、心律失常及肺动脉高压等。需根据原发疾病的严重程度进行干预，在抗肿瘤药物的使用方面则需注意避免选择会加重原发心血管疾病的药物。如存在血栓栓塞性疾病的患者避免抗血管药物的使用，而合并冠状动脉疾病的患者选择氟尿嘧啶类药物需要谨慎评估获益与风险。

三、抗肿瘤治疗引起的心血管毒性

从肿瘤治疗来看，对于癌症患者，不管既往是否存在心血管疾病，传统的化学治疗、放射治疗、手术都可能造成或加重其心脏病，如接受蒽环类药物化学治疗的患者或接受左侧胸部放射治疗的患者易合并短期或长期心脏相关疾病；现在一些新兴的治疗方法如靶向治疗药物以及 ICIs 等免疫治疗药物与心血管事件的发生更为密切。尤其是 ICIs，总体上免疫相关性心肌炎发病较为罕见，但一旦发生预后极差，需要及早预防及处理。常见抗肿瘤药物及其心血管毒性可见表 3-1。

表 3-1 常见抗肿瘤药物及其心血管毒性

药物种类	举例	抗肿瘤适应证	心血管毒性
蒽环类药物	多柔比星、表柔比星	淋巴瘤、白血病、乳腺癌、软组织肿瘤	收缩功能不全
抗微管类药物	紫杉醇、多西他赛、白蛋白结合型紫杉醇	肺癌、乳腺癌、食管癌、胃癌、卵巢癌	心律失常
抗代谢类药物	卡培他滨、替吉奥、氟尿嘧啶	胃癌、肠癌、乳腺癌	冠状动脉痉挛
抗血管靶向治疗药物	贝伐珠单抗、阿帕替尼、安罗替尼	肺癌、肠癌、胃癌	血栓栓塞、高血压
抗 HER2 单克隆抗体	曲妥珠单抗	乳腺癌、胃癌	收缩功能不全
酪氨酸激酶抑制剂	舒尼替尼、索拉菲尼、帕唑帕尼	肝癌、肾透明细胞癌、软组织肿瘤	高血压

四、心脏原发性肿瘤

心脏原发性肿瘤总体发病较为罕见，这是由心脏的组织学特点所决定的。心脏主要由心房、心室组成，心房、心室的壁层由内向外又主要由心内膜、心肌、心外膜组成。首先，由于心脏内外表面主要被覆内皮和间皮组织，无上皮组织，因此心脏不发生原发性癌，而心肌细胞属永久性细胞，活性低、再生能力很弱，损伤后一般由瘢痕组织修复，较少发生肿瘤性病变。其次，心脏及血管构成封闭的血液循环系统，心脏具有泵血功能，心腔内血流丰富，流速快，这种特殊环境也使致癌物及瘤栓不易停留。心脏原发性肿瘤根据组织学类型及发生率从高到低分为黏液瘤、乳头状纤维弹力瘤、肉瘤（除外血管肉瘤）、血管肉瘤、脂肪瘤、血管瘤、纤维瘤等。心脏原发性肿瘤发病率低，而转移性肿瘤与原发性肿瘤比例约 30∶1。恶性肿瘤心脏转移最常累及部位为心包，恶性肿瘤均有心包转移风险，从发生率来说肺癌、乳腺癌对心包累及更为常见。

第二节　肿瘤患者心血管不良事件发生风险的评估

　　肿瘤患者的心血管疾病风险预测应在评估传统心血管危险因素的基础上，综合考虑肿瘤本身特点、抗肿瘤治疗方案及具体心血管疾病的特定危险因素。目前公认的容易出现心血管毒性反应的危险因素主要包括以下 4 点：①已经存在的心血管疾病；②既往具有心脏毒性抗肿瘤治疗应用情况；③不良生活习惯；④个体易感性。

一、已经存在的心血管疾病

　　已经存在的心血管疾病较为常见的包括冠心病、心律失常、血栓栓塞性事件、心肌病及肺动脉高压等。具有心血管毒性的抗肿瘤药物的使用可能会加重原有的心血管疾病，如抗血管靶向治疗药物可能会加重血栓栓塞性事件；而常用心血管药物与抗肿瘤药物之间可能存在潜在的不良相互作用，如卡培他滨或替吉奥会干扰华法林代谢。同时，抗肿瘤治疗过程中的其他系统的不良反应可能也会加重心血管疾病，如化学治疗后的胃肠道反应可能会导致电解质紊乱从而加重心血管疾病。因此，对于已经存在心血管疾病患者，在抗肿瘤药物使用前需细致评估患者心血管功能耐受性以及合并心血管治疗用药，进行危险因素分层，并合理选择抗肿瘤治疗药物。与抗肿瘤药物心血管疾病发生风险相关的临床因素包括：①既往蒽环类药物使用；②既往抗 HER2 靶向治疗药物使用；③年龄（＞75 岁）；④纵隔（左侧胸部）放射治疗病史；⑤抗肿瘤治疗前心肌标志物升高；⑥基线 LVEF＜50％；⑦联合抗血管治疗；⑧联合 CTLA－4 治疗。

二、既往具有心脏毒性的抗肿瘤治疗应用情况

包括纵隔或左侧胸部放射治疗及心脏毒性药物应用情况。肿瘤患者既往曾经接受纵隔或左侧胸部放射治疗的患者长期随访提示易出现相关心血管疾病。而抗肿瘤药物中，较易出现心血管毒性反应的药物包括蒽环类药物、抗血管靶向治疗药物、抗 HER2 抗体类药物等。蒽环类药物超过累积剂量后可能会对肿瘤患者产生远期心脏不良反应，而抗血管靶向治疗药物可能会导致药物相关性高血压、血栓栓塞性疾病等心血管不良事件。

三、不良生活习惯

烟草、过多酒精摄入及其他不良饮食习惯如高脂饮食、高盐饮食等本身即为心血管疾病和肿瘤的独立发病及预后危险因素。

四、个体易感性

个体易感性包括年龄、性别、体重等个体因素。高龄为心血管疾病和肿瘤共同的高危因素，可能会增加抗肿瘤治疗心血管不良事件发生的不确定性。

第三节　肿瘤患者心血管不良事件的预防对策

在抗肿瘤治疗前对潜在心血管疾病风险进行评估和预测至关重要。危险因素的识别包括患者既往病史、主诉、详细体格检查、实验室检查和影像学检查。对于预计抗肿瘤治疗发生心血管疾病高危患者需谨慎评估安全性及获益，选择合适的抗肿瘤药物和联合方案。例如对于合并恶性高血压、蛋白尿、高凝状态的肿瘤患者尽量避免抗血管靶向治疗药物治疗；对于既往存在心肌病病史基线 LVEF＜50％的患者避免蒽环类药物的使用等。而对于合并心血管疾病的患者需积极治疗原发疾病，避免选择与治疗原发心血管疾病药物存在药物不良相互作用的抗肿瘤药物。

在抗肿瘤治疗过程中，对于基线评估为抗肿瘤相关心血管疾病高危风险患者，需要接受密切随访监测以及采取相应预防措施。具有循证医学证据的心脏保护剂包括：ACEI、ARB、他汀类、铁螯合剂等（表 3 - 2）。2016 年，ESC 发布的《癌症治疗和心血管毒性立场声明》中强调了肿瘤治疗过程中心脏毒性预防的重要性。而国内早在 2013 年，《蒽环类药物心脏毒性防治指南》就已正式发表。2019 年《中国临床肿瘤学会（CSCO）乳腺癌诊疗指南》推荐：首次使用蒽环类药物前应用右雷佐生（dexrazoxane）以有效预防蒽环类药物心脏毒性。对于高凝状态的患者则需要预防性采用抗凝药物。

表 3 - 2　抗肿瘤过程中的心脏保护剂分类

心血管疾病治疗药物分类	举　　例
ACEI	依那普利
ARB	缬沙坦
他汀类	阿托伐他汀

续　表

心血管疾病治疗药物分类	举　　例
铁螯合剂	右雷佐生
抗凝药物	依诺肝素和（或）利伐沙班
抗血小板药物	阿司匹林和（或）氯吡格雷
β受体阻滞剂	倍他乐克
醛固酮受体拮抗剂	螺内酯
心肌能量代谢合剂	曲美他嗪

第四节　肿瘤患者心血管不良事件的处理措施

抗肿瘤治疗相关心血管疾病划分为心肌功能不全与心力衰竭、冠状动脉疾病、心脏瓣膜病、心律失常、高血压、血栓栓塞性疾病、周围血管病与卒中、肺动脉高压以及心包并发症九大类。对于患者在抗肿瘤过程中发生的心血管疾病，首先需评估此心血管疾病与患者原发肿瘤以及抗肿瘤之间的关系，评估相关性，必要时进行抗肿瘤药物更换或剂量调整。其次，对于患者发生的心血管疾病评估严重程度，并进行相应治疗和密切随访。具体治疗原则可参考本书第四章第五节。

第五节　肿瘤患者心血管不良事件的监测和随访

抗肿瘤治疗包括药物和放射治疗，均可能对患者心血管系统造成不良影响，任何可能影响心脏安全的抗肿瘤治疗均需监测。心脏毒性的监测和管理包括：治疗前的基线筛查，治疗过程中的监测和治疗后的随访。

一、治疗前基线筛查

包括病史采集、体格检查、心肌标志物和影像学检查。其中，基线危险因素的评估是最易实现的，但却无明确的评分标准，缺乏公认的风险分级标准。

二、治疗过程中的监测

治疗过程中的监测具体流程可见图 3 - 1，包括详细询问病史和全面体格检查，并定期对患者进行心血管实验室及影像学监测。实验室心肌标志物监测包括心肌肌钙蛋白（cTn）、NT - proBNP、肌酸激酶（creatine kinase，CK）及新型标志物可溶性生长刺激表达基因 2 蛋白（soluble growth stimulation expressed

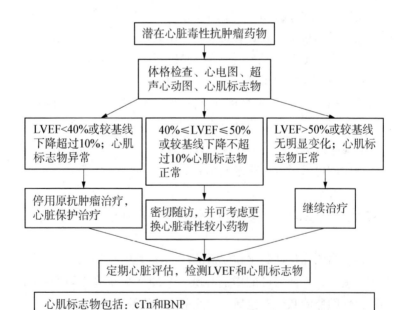

图 3 - 1　潜在心脏毒性抗肿瘤治疗期间的心脏监测和管理

gene 2，sST2）。cTn 包括 cTnT 和 cTnI，其中在发生心肌毒性时 cTnT 改变更早。NT－proBNP 能反应左心功能负荷和体液潴留情况，但特异性不佳，所有导致体液潴留因素如低白蛋白血症、白细胞介素－11 的使用均可导致 NT－proBNP 升高。sST2 是检测心肌细胞坏死和心力衰竭的新型标志物，在肿瘤心脏病患者中的意义和价值需要进一步探索。影像学检查包括心电图（动态心电图）、超声心动图、心脏磁共振及核素心肌显像。对于出现心功能不全症状和（或）体征的患者，首先推荐超声心动图进行诊断；如果超声心动图不可及或技术受限时可选用心脏磁共振检查或核素扫描；其次可选血清心肌标志物（cTn 和 BNP）或在超声心动图下测量的应变成像联合常规的影像诊断。对确诊心功能不全的患者，应进行多学科讨论，必要时转诊心脏病专科，并由多学科讨论决定：是否继续原方案抗肿瘤治疗，或更换方案继续抗肿瘤治疗，或暂停抗肿瘤治疗，或永久停止抗肿瘤治疗。对于心脏毒性的管理，除了预防以外，对已经出现临床（亚临床）心功能异常的患者，强烈建议心脏专科医师或者肿瘤-心脏病学专家共同制订后续治疗方案。

三、治疗后随访

可能对患者心血管系统造成不良影响的抗肿瘤治疗结束后，患者必须接受定期随访监测。与患者心血管疾病发生风险相关的抗肿瘤治疗包括纵隔（左侧胸部）放射治疗、蒽环类及其抗 HER2 靶向治疗药物的使用，具体随访间隔和具体策略可见表 3-3。

表 3-3　肿瘤治疗后随访和监测策略

肿瘤治疗	随访间隔	随访策略
蒽环类药物	治疗后每 6～12 个月	心肌标志物、心电图、超声心动图

肿瘤治疗	随访间隔	随访策略
左侧胸部或纵隔放射治疗	治疗后每 3～5 年评估	心肌标志物、心电图、超声心动图
曲妥珠单抗（或其他抗 HER2 靶向治疗）	治疗后每年评估	心肌标志物、心电图、超声心动图

（王　妍）

参考文献

[1] Campia U，Moslehi JJ，Amiri-Kordestani L，et al. Cardio-Oncology：vascular and metabolic perspectives：a scientific statement from the American Heart Association [J]. Circulation，2019，139（13）：e579 - e602.

[2] Curigliano G，Lenihan D，Fradley M，et al. Management of cardiac disease in cancer patients throughout oncological treatment：ESMO consensus recommendations [J]. Ann Oncol，2020，31（2）：171 - 190.

[3] Gilchrist SC，Barac A，Ades PA，Alfano CM，et al. Cardio-Oncology rehabilitation to manage cardiovascular outcomes in cancer patients and survivors：a scientific statement from the American Heart Association [J]. Circulation，2019，139（21）：e997 - e1012.

[4] Tarantini L，Gulizia MM，Di Lenarda A，et al. ANMCO/AIOM/AICO consensus document on clinical and management pathways of Cardio-Oncology：executive summary [J]. Eur Heart J Suppl，2017，19（Suppl D）：D370 - D379.

第四章

肿瘤患者常见心血管疾病的管理

1942 年年底，美国耶鲁大学学者 Gilmen 和 Philips 开始世界上第 1 次用氮芥治疗淋巴瘤的临床试验，并观察到惊人的疗效，实验结果发表在 1946 年的《科学》（Science）杂志上，标志着近代肿瘤化学治疗的开始。化学治疗药物通过阻止细胞分裂繁殖，直接杀伤肿瘤细胞。可以把化学治疗比喻为现代战争中的生化武器，它会造成大范围肿瘤细胞的死亡。

靶向治疗是通过干扰肿瘤生长和进展涉及的特异性分子而阻断肿瘤生长和转移的治疗方法。如果拿现代战争做比喻的话，就是导弹精准打击敌方组织和重要设施，消灭敌方有生力量和遏制扩张。广义的分子靶点包括了参与肿瘤细胞分化、细胞周期、细胞凋亡、细胞迁移、浸润、淋巴结转移、远处转移等过程的亚细胞分子。

全身性给予化学治疗药物和靶向治疗药物，在杀灭恶性肿瘤细胞的同时，多多少少会影响正常细胞的增殖和代谢，影响组织血管生成和微循环，心脏毒性是这些药物最严重的不良反应之一。化学治疗药物和靶向治疗药物可能引起心脏多种损害，包括充血性心力衰竭、高血压、心律失常、QT 间期延长、血栓形成和心包炎。有些是短暂可逆性的功能障碍，有些可进展成为心脏器质性损伤，并且不可逆转。在使用对心血管系统有毒性的抗肿瘤药物前，需要做到对药物、对患者心血管情况的详尽把握，对药物可能引起的心脏损伤，做到定期监测、早期发现、早期治疗。

为防治抗肿瘤药物的心脏毒性，欧洲肿瘤内科学会（European Society for Medical Oncology，ESMO）、ESC、加拿大心血管学会（Canadian Cardiovascular Society，CCS）等机构发表肿瘤治疗相关心血管并发症的治疗建议，指导临床实践。目前的指导意见主要集中在心脏毒性药物治疗前患者心血管状况基线检查和危险分层，治疗中的定期监测，以及治疗后长期的随访观察。

第一节　抗肿瘤治疗和心功能不全
——从多柔比星心脏毒性想到的

多柔比星是蒽环类化学治疗药物的代表，广泛应用于乳腺癌、胃癌、软组织肉瘤、卵巢癌等实体肿瘤以及血液恶性肿瘤的治疗中，临床医师并不陌生，这类药物最常见的心脏毒性是导致心功能不全。蒽环类药物导致的心脏毒性可以分为急性、慢性和迟发性。在给予蒽环类药物数年后，超过 50% 的患者可通过超声心动图检查发现后负荷增加和（或）心脏收缩功能下降。蒽环类药物的慢性和迟发性心脏毒性与其累积剂量呈正相关。

临床上除了蒽环类药物，还有多种化学治疗药物与靶向治疗药物会引起心功能下降，常见的有烷化剂、抗代谢及生物碱类药物、抗微管药物、单克隆抗体、酪氨酸激酶抑制剂、蛋白酶抑制剂等。在使用以上各类抗肿瘤药物时，有以下建议。

一、心血管风险评估

（一）危险因素评估
肿瘤患者应用有潜在心脏毒性的药物治疗时有可能引起或加重心力衰竭，应接受相应的心血管风险评估和监测，已知影响患者发生心脏毒性的危险因素如下。

1. 心脏毒性的基线危险因素评估

（1）已知存在的心脏病：①心力衰竭；②无症状左心功能不全（LVEF＜50％或 BNP 水平升高）；③有客观证据的冠状动脉疾病；④中、重度心脏瓣膜病，伴左心心肌肥厚或左心功能受损；⑤高血压性心脏病或左心心肌肥厚；⑥肥厚型心肌病；⑦扩张型心肌病；⑧限制型心肌病；⑨心肌淀粉样变或心肌累及；⑩心律失常。

（2）流行病学和其他心血管疾病高危因素：①年龄（＜18岁，＞65 岁）；②早发心血管疾病家族史；③高血压；④糖尿病；⑤高胆固醇血症。

（3）以往有过具心脏毒性的抗肿瘤治疗：①既往蒽环类药物治疗史；②既往胸部和纵隔放射治疗史。

（4）有关生活方式危险因素：①吸烟；②大量酒精摄入；③肥胖；④长期久坐。

2. 蒽环类药物治疗的心脏危险因素　①累积剂量；②女性；③年龄（＜18岁，＞65 岁）；④肾功能不全；⑤既往或者同时需要进行胸部放射治疗；⑥治疗同时用烷化剂或抗微管药物，或免疫及靶向治疗药物；⑦既往心脏情况（心脏病、高血压、遗传因素）。

3. 抗 HER2 药物和 VEGF 抑制剂相关的心脏毒性危险因素

（1）抗 HER2 药物：①抗体，曲妥珠单抗、帕妥珠单抗、曲妥珠单抗-美坦新偶联物；②酪氨酸激酶抑制剂，拉帕替尼。

危险因素：①既往以及合并蒽环类药物治疗；②年龄＞65岁；③身体质量指数＞30 kg/m²；④左心功能不全；⑤高血压；⑥既往接受放射治疗。

（2）VEGF 抑制剂：①抗体，贝伐珠单抗、雷莫芦单抗。危险因素，已知的心力衰竭、冠状动脉病变和左心瓣膜疾病、慢性缺血性心肌病；②酪氨酸激酶抑制剂，舒尼替尼、帕唑帕尼、阿西替尼、来那替尼、阿法替尼、索拉菲尼、达沙替尼。

危险因素：①高血压；②已存在的心脏病。

(二) 常见检测评估方法和应用

（1）常规的基线心功能检测方法包括超声心动图评估 LVEF 和心脏各瓣膜和心包情况、实验室检查心肌标志物（cTn 和 BNP）水平。

（2）当应用有心脏潜在毒性的抗肿瘤药物时，治疗中每个化学治疗周期前都需要查 cTn 和 BNP 水平。

（3）使用蒽环类药物时，当累积剂量等同于多柔比星 $200\,mg/m^2$ 时，需要复查超声心动图进行早期心脏评估。

（4）对应用大剂量蒽环类化学治疗药物（累积剂量 $\geqslant 300\,mg/m^2$）的患者、老年患者和已出现化学治疗心脏毒性的患者，在抗肿瘤治疗结束后 1～5 年仍应接受超声心动图随访。

（5）使用抗 HER2 靶向治疗药物的患者，即使还没有出现检查异常，仍需每 4 周期复查 1 次超声心动图。

（6）超声心动图检测的 LVEF 绝对值＜50%，或已出现较基线水平＞10%的下降视为异常，需要在治疗中短期内复查该指标。

二、治疗建议

有关的治疗建议包括：①如 LVEF 下降超过基线值的 10%，且绝对值＜50%，建议开始 ACEI/ARB 加 β 受体阻滞剂治疗，以预防左心收缩功能进一步受损并发展为症状性心力衰竭；②除非存在禁忌证，ACEI/ARB 和 β 受体阻滞剂推荐用于症状性心力衰竭以及无症状心功能不全的治疗；③降低蒽环类药物毒性的方法包括：限定药物最大累积剂量，延长静脉输入时间，低剂量周疗方案，使用低毒性脂质体包裹蒽环类药物，当多柔比星累积剂量＞$300\,mg/m^2$ 或表多柔比星累积剂量＞$540\,mg/m^2$ 时加用针对蒽环类药物具有心脏保护效果的药物右雷佐生，对于心血管高危的患者选择非蒽环类药物替代治疗。

第二节 抗肿瘤治疗和心肌缺血

抗肿瘤药物引起心肌缺血，短期的病理机制包括血管痉挛、内皮损伤和血栓形成；长期的致病机制是脂质代谢异常继发动脉血管粥样硬化。如果同时经历过纵隔放射治疗可加重抗肿瘤药物的冠状动脉损伤。常见引起冠状动脉损伤的药物有氟尿嘧啶、顺铂和靶向治疗药物。靶向治疗药物中以抑制血管内皮生长因子（vascular endothelial growth factor，VEGF）信号通路的药物致心肌缺血的发生率最高，贝伐珠单抗、索拉菲尼和舒尼替尼都有冠状动脉血栓的报道，而索拉菲尼还可引起冠状动脉痉挛。需要提及的是，以上药物在影响冠状动脉的同时，也会对外周动脉造成类似的损伤。

有关的处理建议如下：①治疗前识别冠状动脉事件的高危患者，需要明确患者的病史，包括已经存在的冠状动脉疾病和已有的心脏病，综合其年龄、性别、以往的治疗制订化学治疗方案。②对采用嘧啶衍生物化学治疗的患者，需要定期随访心电图和详细询问心肌缺血相关症状，一旦出现心肌缺血，应停用相关药物。③当治疗中出现急性冠脉综合征或心肌缺血事件，而患者同时存在抗肿瘤治疗引起的血小板减少时，需要多学科会诊决定抗血小板治疗；对进行冠状动脉介入手术的患者，介入的策略上应尽可能选取能缩短抗血小板疗程的方案。④如果发生冠状动脉痉挛事件，并且无替代化学治疗方案，可再次考虑用药，但应给予硝酸酯类和钙拮抗剂预防冠状动脉痉挛，同时密切随访。

第三节 抗肿瘤治疗和瓣膜病

抗肿瘤药物一般不直接引起心脏瓣膜病变。需要面对的是原先存在的瓣膜病变、继发于心功能不全心脏扩大的瓣膜反流、以及继发于感染性心内膜炎的瓣膜损伤。肿瘤患者心脏瓣膜疾病与放射治疗关系较大，约 10% 接受放射治疗的患者会出现瓣膜纤维化和钙化，详见相关章节。当肿瘤患者涉及心外科瓣膜手术，治疗前，需要通过心脏磁共振和 CT 详细明确升主动脉钙化范围和程度、纵隔纤维化情况，以上情况将影响手术的风险大小以及伤口的愈合。当心外科手术风险极大时，可考虑进行微创经皮心脏瓣膜置换术。

第四节 抗肿瘤药物和心律失常

心悸是肿瘤患者常见的主诉，患者自觉心慌或心脏搏动强烈。首先需要区分"感觉上的心悸"与真正的心律失常。心律失常是指心脏激动的起源、频率、节律、传导速度和传导顺序等异常。心律失常的诊断不仅需要患者症状，还需结合听诊或心电图检查结果才能确立。据统计 16%～36% 的肿瘤患者在治疗过程中出现心律失常。常见心律失常的原因：①患者对疾病感到紧张和焦虑、自主神经功能紊乱；②肿瘤导致的贫血、感染、发热，以及外科手术后创伤；③应用某些辅助药物，如激素、支气管舒张药物；④合并的心力衰竭、心肌缺血；⑤抗肿瘤药物引起的心律失常。

抗肿瘤药物可引起多种心律失常，从窦性心动过速、缓慢性心律失常到快速性心律失常、传导阻滞，其中某些心律失常可引起血流动力学紊乱，甚至危及生命；当出现心律失常时，往往也影响抗肿瘤药物的应用。这是肿瘤和心血管疾病又一难解的矛盾。与各种心律失常相关的抗肿瘤药物见表 4-1。以下就临床上最常见的 QT 间期延长、室上性心动过速、室性心动过速和窦房结及传导功能失调分段阐述。

表4-1　与各种心律失常相关的抗肿瘤药物

心律失常种类	相 关 药 物
心动过缓	三氧化二砷、硼替佐米、卡培他滨、顺铂、环磷酰胺、多柔比星、表柔比星、氟尿嘧啶、异环磷酰胺、白细胞介素-2（IL-2）、甲氨蝶呤、米托蒽醌、紫杉醇、利妥昔单抗、沙利度胺
窦性心动过速	蒽环类药物、卡莫司汀
房室传导阻滞	蒽环类药物、三氧化二砷、硼替佐米、环磷酰胺、氟尿嘧啶、米托蒽醌、利妥昔单抗、紫杉烷、沙利度胺
传导紊乱	蒽环类药物、顺铂、氟尿嘧啶、伊马替尼、紫杉烷
心房颤动	烷化剂（顺铂、环磷酰胺、异环磷酰胺、美法仑）、蒽环类药物、抗代谢物（卡培他滨、氟尿嘧啶、吉西他滨）、IL-2、干扰素、利妥昔单抗、罗米地辛、小分子TKIs（帕那替尼、索拉菲尼、舒尼替尼、依鲁替尼）、拓扑异构酶Ⅱ抑制剂（安吖啶、依托泊苷）、紫杉烷、长春碱类
室上性心动过速	烷化剂（顺铂、环磷酰胺、异环磷酰胺、美法仑）、安吖啶、蒽环类药物、抗代谢物（卡培他滨、氟尿嘧啶、甲氨蝶呤）、硼替佐米、多柔比星、IL-2、干扰素、紫杉醇、帕纳替尼、罗米地辛
室性心动过速和心室颤动	烷化剂（顺铂、环磷酰胺、异环磷酰胺）、安吖啶、抗代谢物（卡培他滨、氟尿嘧啶、吉西他滨）、三氧化二砷、多柔比星、IL-2、干扰素、甲氨蝶呤、紫杉醇、蛋白酶抑制剂（硼替佐米、来那度胺）、利妥昔单抗、罗米地辛
猝死	蒽环类药物（少见报道）、三氧化二砷（继发于尖端扭转型室性心动过速）、氟尿嘧啶（可能与缺血冠状动脉痉挛有关）、干扰素、尼罗替尼、罗米地辛

一、QT间期延长

　　QT间期是指心室开始除极至心室复极完毕全过程的时间，QT间期的正常范围为0.32~0.44 s，由于QT间期受心率影响明显，故临床上采用心率校正的 QT 间期，称为 QTc。QTc 最高限在男性为 450 ms，女性为 460 ms，心电图基线上超过以上界限即认为该患者本身存在 QT 间期延长。治疗过程中，当 QTc 延长至绝对值＞500 ms 或较基线延长＞60 ms 需要引起足够重视，QTc 在 500 ms 以下相对安全。

1. 抗肿瘤治疗中 QT 间期延长的原因分析　肿瘤患者临床治疗中 QT 间期延长的原因包括电解质紊乱、合并用药、家族性和个人因素、抗肿瘤药物，应逐一排查。

（1）在治疗周期中，当患者出现恶心、呕吐、食欲下降、腹泻，且同时使用利尿剂，可能引起电解质的丢失，从而发生低血钾、低血镁和低血钙，需要定期随访电解质，及时纠正和处理电解质异常。

（2）合并用药中，引起 QT 间期延长的常见药物有：抗心律失常药、抗生素、抗真菌药、精神类药物、抗抑郁药、止吐药和抗组胺药。肿瘤患者由于病情和治疗所引起的不适往往是全身性的，需要多种药物辅助和对症治疗，这就要求医师对各种辅助药物充分了解方可使用，包括药物间的不良反应和相互作用。在临床应用中，注意综合考虑，及时减量或停药，减少药物不良反应的叠加。

（3）家族性和个人因素包括遗传性长 QT 间期综合征和猝死家族史，基础 QT 间期延长，女性，老年，陈旧性心肌梗死，肝、肾功能不全。对于以上患者，在启动抗肿瘤药物治疗前应充分评估，当选用的抗肿瘤用药可能延长 QT 间期时需要慎重决定。

（4）抗肿瘤药物中有多种引起 QT 间期延长的药物。最著名的是三氧化二砷，26％～93％的用药患者中 QT 间期有不同程度的延长，发生危及生命的心律失常也非个例报道。其次是以凡德他尼为代表的 TKI 类靶向治疗药物，是引起 QT 间期延长最多见的一类药物。除此之外，蒽环类药物、组蛋白脱乙酰酶抑制剂

（缩酚酸肽和伏立诺他）也有相关报道。

2. 具体处理

（1）密切随访心电图：由于 QT 间期延长是发生尖端扭转型室性心动过速的一项可识别的客观指标，当已知患者有 QT 间期延长的病史、使用可能延长 QT 间期的抗肿瘤药物、心动过缓、甲状腺功能减退、电解质异常时，需要反复多次查心电图随访QT 间期，具体要求在基线、第 1 次用药 1 周或改变剂量时、开始用药前 3 个月每月 1 次，都应有心电图检查随访 QT 间期情况。之后根据用药和患者情况决定复查的间隔。如患者出现呕吐、腹泻等可能诱发电解质紊乱的情况，需要增加心电图随访的频次。对于三氧化二砷治疗的患者，每周需要查 1 次心电图 QT间期。

（2）纠正或去除已经存在的危险因素：包括电解质紊乱和合并用药。当需要用到可引起 QT 间期延长的抗肿瘤用药时，其他有 QT 间期延长作用的药物必须停用或者减至最小剂量。

（3）当 QTc 延长至绝对值＞500 ms 或较基线延长＞60 ms，需要暂停相关药物，纠正电解质紊乱和存在的危险因素。建议采用其他备选抗肿瘤治疗方案。如果无其他药物可替代，QTc 恢复正常后治疗药物可恢复使用，但需要减量。需要权衡其抗肿瘤的收益是否大于其引起尖端扭转型室性心动过速的危险来决定药物的应用。在这种情况下用药，应增加心电图随访的频次。

（4）当发生尖端扭转型室性心动过速，静脉给予硫酸镁，采用异丙肾上腺素或临时起搏控制心率在 90 次/分以上可能有效。出现血流动力学紊乱需立即行电复律。

二、室上性心动过速和心房颤动

室上性心动过速在肿瘤治疗过程中时有发生，是相对而言不足为惧的心律失常，其中心房颤动发生率最高，既可能为患者的旧疾，也可能与心脏和周边组织肿瘤直接的占位效应、左心功能不全或与抗肿瘤药物有关。此外，胸外科手术后患者是心房颤动高发人群。

　　心房颤动的处理包括节律（心室率）控制和抗凝治疗。具体需要的节律或是心室率控制根据患者的个体情况决定，以改善控制症状为目的。心室率控制的药物可以采用 β 受体阻滞剂、非二氢吡啶类钙拮抗剂和洋地黄类药物。

　　抗凝药物的使用可参考 CHA_2DS_2-VASc 评分（表 4-2）和 HAS-BLED 出血风险评分（表 4-3）。这些评分标准原用于非瓣膜性心脏病心房颤动患者，并非为肿瘤患者设定。当 CHA_2DS_2-VASc 评分女性≥3 分、男性≥2 分，评估为心房颤动栓塞高危，推荐抗凝；同时，HAS-BLED 出血风险评分≥3 分提示出血高危，并不意味着禁忌抗凝，而是提示该患者在应用抗凝药物时需要对各个出血风险更为谨慎控制，如控制血压、随访肝肾功能、随访 INR 控制在治疗窗内、戒酒等。在肿瘤患者抗凝治疗中可能面对更加复杂的血小板减少、出血和高凝等情况，需要综合考虑。目前认为当血小板计数 $> 50 \times 10^9/L$ 时，抗凝是可以接受的，具体药物可根据情况选择华法林、低分子肝素和新型口服抗凝药。如果选用华法林，要求保证 INR 在目标范围内的时间 $> 70\%$ 才能起到良好效果。

表 4-2　心房颤动血栓危险度评分：CHA_2DS_2-VASc 评分

危 险 因 素	分值
近 3 月心力衰竭症状或 LVEF $< 35\%$ （C）	1
高血压（H）	1
年龄 > 75 岁（A）	2
糖尿病（D）	1
卒中或血栓栓塞（S2）	2

续　表

危 险 因 素	分值
血管性疾病（V）	1
年龄 65～74 岁（A）	1
女性（Sc）	1
总分	10

注：女性≥3 分，男性≥2 分为栓塞高危，推荐抗凝；女性 2 分，男性 1 分，倾向于抗凝；女性 1 分，男性 0 分不推荐抗凝

表 4-3　HAS-BLED 出血风险评分

临 床 特 点	计分
高血压（H）	1
肝、肾功能异常（各 1 分）（A）	1 或 2
卒中（S）	1
出血（B）	1
INR 值易波动（L）	1
老年（年龄＞65 岁）（E）	1
药物或嗜酒（各 1 分）（D）	1 或 2
最高分	9

注：评分≥3 提示出血高危

三、室性心动过速

室性心律失常的发生与患者原有高危因素、抗肿瘤药物心脏毒性、QT 间期延长、心肌缺血和左心功能不全关系密切，可参考 QT 间期延长发生室性心动过速的治疗建议。

四、窦房结及传导功能失调

紫杉醇和沙利度胺可引起窦房结病变和传导障碍，需要及时

停药，对于危及生命的缓慢性心律失常需要临时起搏器维持心率，对于不能恢复者需要永久起搏器植入。

第五节　高血压和抗肿瘤药物的纠葛

高血压是肿瘤患者常见的合并症，抗肿瘤治疗中，以 VEGF 信号通路作为靶点的靶向治疗药物是引起药物性高血压的常见原因。贝伐珠单抗、索拉菲尼和舒尼替尼是发生药物性高血压最多见的 3 种抗肿瘤药物。据统计，发生率在 $11\%\sim45\%$，其中 $2\%\sim20\%$ 血压升高较为明显。发生药物性高血压可预测的因素包括患者年龄、原有的高血压病史、心血管疾病病史、肿瘤是否来源于肾脏、药物的种类和剂量、给药的疗程、其他相关的肿瘤治疗。目前提出的发生药物性高血压的机制包括一氧化氮途径的抑制、微血管数量的减少、氧化应激、肾小球血栓性微血管病。值得欣慰的是，在舒尼替尼的用药经验中，有学者发现高血压的程度和抗肿瘤效果有一定的相关性。

一、治疗原则

控制血压，降低高血压引起的短期风险，以利于继续有效抗肿瘤治疗。

二、具体处理

（1）在使用 VEGF 抑制剂前控制原有的高血压，对症缓解患者疼痛和心理应激，调整其他可能影响血压的药物如激素、促红细胞生成素、非甾体抗炎药，筛查白大衣性高血压。

（2）高血压需要积极治疗，以预防可能引起的并发症，药物治疗推荐 ACEI/ARB、氨氯地平、非洛地平和 β 受体阻滞剂为一线用药；为避免同抗肿瘤药物的相互作用，尽量避免地尔硫䓬和维拉帕米；对于利尿剂，由于肿瘤患者常常合并食欲下降、呕吐、电解质紊乱等，使用需要谨慎。

（3）若血压波动难以控制，可调整降压药物，甚至暂停VEGF 抑制剂。当血压稳定后，可恢复用药。

第六节　难处理的栓塞

肿瘤患者存在高凝倾向。血栓栓塞按部位可分为动脉血栓栓塞和静脉血栓栓塞。动脉血栓栓塞的发生率约 1%，预后差，易出现在某些肿瘤病程中，如转移性胰腺癌、乳腺癌、大肠癌和肺癌；静脉血栓栓塞十分常见，住院患者中发生率大约 20%。血栓栓塞原因除了肿瘤细胞促发的凝血系统的变化、炎症和血管黏附因子的释放、局部血流淤滞、中心静脉和外周静脉 PVC 置管外，还因为某些抗肿瘤药物具有促进血栓的毒性。常见可能引起血栓栓塞的抗肿瘤药物包括传统的化学治疗药物蒽环类、顺铂和紫杉烷、门冬酰胺酶、雌激素受体调节剂他莫昔芬、免疫调节剂沙利度胺，还有以 VEGF 信号通路为靶点的靶向治疗药物。而原有心房颤动和外科手术之后卧床的患者，也是血栓形成和栓塞的高危人群。对于肿瘤患者，抗血栓治疗的复杂之处在于还需要考虑恶性肿瘤的多种特殊情况会成为抗血栓治疗的反指征，如存在脑肿瘤或转移、化学治疗后血小板下降、外科手术后存在出血风险，针对这些患者需要权衡栓塞和出血风险，甚至结合患者预期寿命和个人意愿共同决定抗血栓治疗的方案。

一、识别高危患者

除了表 4-4 所列出的肿瘤相关、患者个体相关、治疗相关风险因素之外，还需要注意血小板、白细胞计数、D-二聚体等血液指标。当化学治疗和 VEGF 抑制剂靶向治疗同时使用，可使深静脉血栓风险增加 6 倍，再发风险增加 2 倍。

表4-4　肿瘤相关、患者个体相关、治疗相关静脉血栓栓塞临床风险因素

类别	具体风险因素
肿瘤相关	原发肿瘤部位：胰腺癌、脑瘤、胃癌、肾癌、肺癌、淋巴瘤、骨髓瘤 组织学：尤其是腺癌 肿瘤进展：转移 肿瘤诊断初期
患者个体相关	流行病学：老年、女性、非洲裔 合并症：感染、慢性肾病、肺病、动脉粥样血栓形成、肥胖 静脉血栓栓塞病史、遗传性易栓症 低活动量生活状态
治疗相关	大手术 住院 化疗和 VEGF 抑制剂靶向治疗 激素治疗 输血 中心静脉置管

二、抗凝注意事项

（1）抗凝治疗需要同时权衡出血风险和生存期，并定期重新评估。

（2）对于明确的急性期的血流动力学稳定的深静脉血栓应给予低分子肝素 3～6 个月。对于急性期患者，低分子肝素优于华法林。

（3）需要长期抗凝患者可转换为华法林或 NOACs 治疗，但同时应知晓在肿瘤患者中，长期抗凝治疗有出血风险，需要权衡利弊。

（4）在长期抗凝情况下如再发栓塞，需要再转换为低分子肝

素治疗，或者低分子肝素加量。

（5）对于抗凝存在禁忌的下肢深静脉血栓患者还可以考虑下腔静脉滤器。

（6）对于急性肺栓塞血流动力学不稳定患者可以考虑溶栓，但在肿瘤患者中需要注意出血风险，在脑瘤或者肿瘤脑转移患者中溶栓为禁忌证；这时候外科取栓术可以备选，但心肺转流术仍然需要用到大量的肝素，也有风险。

（7）动脉系统的血栓治疗包括抗栓、溶栓和血管内介入治疗，需要多学科讨论，对于这类患者，需要控制相关危险因素和刨根问底地找原因，包括检查抗心磷脂抗体。

第七节　抗肿瘤药物其他心血管毒性

一、抗肿瘤药物和肺动脉高压

某些抗肿瘤药物可引起肺动脉高压，表现为肺血管床受累，肺循环阻力进行性增加，结局是右心力衰竭竭。达沙替尼是 TKI 家族成员，目前作为慢性髓性白血病的二线治疗用药。它可引起严重的毛细血管前肺动脉高压，开始治疗后 8～40 个月可观察到临床症状和辅助检查的异常。达沙替尼引起的肺动脉高压停药后可逆。环磷酰胺和其他的烷化剂也可引起严重的肺静脉阻塞性肺动脉高压而且缺乏有效的药物治疗。药物引起肺动脉高压的具体机制未明。

目前我国肺动脉高压诊断标准是：在海平面状态下，静息时右心导管检查肺动脉收缩压≥30 mmHg 和（或）肺动脉平均压≥25 mmHg，或者运动时肺动脉平均压≥30 mmHg，且肺动脉楔压≤15 mmHg。严格诊断标准应参照右心导管检查数据，无创检查方法估测仅作为筛查评估。

具体处理如下。

（1）明确抗肿瘤药物引起肺动脉高压的易患人群：慢性阻塞性肺疾病、左心功能不全、肺栓塞患者。

（2）使用可能引起肺动脉高压的药物（如达沙替尼）治疗前基线应评估包括超声心动图、纽约心脏病协会（NYHA）心功能分级、6分钟步行试验、NT-proBNP标志物检测。对于已经存在肺动脉高压的患者，要区分肺动脉高压的原因，鉴别左心功能不全和慢性血栓引起的肺动脉高压，不同病因直接影响到治疗用药选择。

（3）使用可能引起肺动脉高压的药物（如达沙替尼），无症状患者每3个月随访超声心动图，同时评估NYHA心功能分级，筛查肺动脉高压的发生，并且警惕可能引起肺高压的其他心血管疾病情况，必要时需要做右心导管检查。

（4）使用可能引起肺动脉高压药物期间，如患者出现活动受限和呼吸困难，或伴有不能解释的胸痛、咯血、眩晕、晕厥，除了NYHA心功能分级和超声心动图之外，需要随访6分钟步行试验、NT-proBNP标志物检测，转诊至肺动脉高压临床诊疗中心评估是否需要行右心导管检查。多学科团队评估是否需要停用相关抗肿瘤药物。

（5）若因达沙替尼引起肺动脉高压，停药后大多可逆，但右心的血流动力学可长期受到影响。

（6）治疗上，针对右心功能不全和肺动脉栓塞的内科治疗包括吸氧、利尿、强心和抗凝。必要的话，可以使用钙拮抗剂和治疗肺动脉高压的靶向治疗药物如前列环素类药物、内皮素受体拮抗剂、磷酸二酯酶-5抑制剂、鸟苷酸环化酶激动剂。

二、抗肿瘤药物和心包炎、胸腔积液

抗肿瘤药物如蒽环类、环磷酰胺、阿糖胞苷和博莱霉素用药时可发生急性心包炎，通过超声心动图可明确诊断，心脏 CT 可提供有关心包钙化的信息。治疗上可给予非甾体抗炎药和秋水仙碱治疗，对血流动力学受影响的患者需给予心包穿刺引流。达沙替尼和伊马替尼因为引起体液潴留，还有发生胸腔积液的可能。

（林瑾仪）

参考文献

［1］中华医学会心血管病学分会肺血管病学组，中华心血管病杂志编辑委员会. 中国肺动脉高压诊断和治疗指南 2018 ［J］. 中华心血管病杂志，2018，46（12）：933‐964.

［2］中国临床肿瘤学会，中华医学会血液学分会. 蒽环类药物心脏毒性防治指南（2013 年版）［J］. 临床肿瘤学杂志，2013，18（10）：925‐934.

［3］夏云龙，刘基巍. 肿瘤心脏病治疗手册［M］. 人民卫生出版社，2018.

［4］Curigliano G，Lenihan D，Fradley M，et al. Management of cardiac disease in cancer patients throughout oncological treatment：ESMO consensus recommendations ［J］. Ann Oncol，2020，31（2）：171‐190.

［5］Herrmann J，Lerman A，Sandhu NP，et al. Evaluation and management of patients with heart disease and cancer：Cardio‐Oncology ［J］. Mayo Clinic Proceedings，2014，89（9）：1287‐1306.

［6］Mehta LS，Watson KE，Barac A，et al. Cardiovascular disease and breast Cancer：where these entities intersect：a scientific statement From the American Heart Association ［J］. Circulation，2019，140（9）：e543.

［7］Plana JC，Galderisi M，Barac A，et al. Expert consensus for multimodality imaging evaluation of adult patients during and after cancer therapy：a report from the American Society of Echocardiography and the European Association of Cardiovascular Imaging ［J］. J Am Soc Echocardiogr. 2014，27（9）：911‐939.

［8］Tarantini L，Gulizia MM，Di Lenarda A，et al. ANMCO/AIOM/

AICO Consensus document on clinical and management pathways of cardio-oncology: executive summary [J]. Eur Heart J Suppl, 2017, 19 (Suppl D): 370‐379.

[9] Yancy CW, Jessup M, Bozkurt B, et al. 2017 ACC/AHA/HFSA Focused Update of the 2013 ACCF/AHA Guideline for the management of heart failure: a report of the American College of Cardiology/ American Heart Association Task Force on Clinical Practice Guidelines and the Heart Failure Society of America [J]. Circulation, 2017, 136 (6): e137‐e161.

[10] Zamorano JL, Lancellotti P, Rodriguez Muñoz D, et al. 2016 ESC Position Paper on cancer treatments and cardiovascular toxicity developed under the auspices of the ESC Committee for practice guidelines: the task force for cancer treatments and cardiovascular toxicity of the European Society of Cardiology (ESC) [J]. Eur Heart J, 2016, 37 (36): 2768‐2801.

第五章

直面免疫检查点抑制剂心脏毒性

免疫治疗主要针对肿瘤细胞生长过程中可能发生自我逃逸的机制特点，通过重新激活机体自身的免疫应答系统杀灭肿瘤细胞。近些年，免疫检查点抑制剂（ICIs）作为在肿瘤治疗中最有前景的免疫治疗类型之一，成为肿瘤治疗的新方向。但是，ICIs不可避免会诱发一系列免疫相关不良反应（immune-related adverse events，irAE）。2016年，《新英格兰医学杂志》（*The New England Journal of Medicine*，*NEJM*）率先报道了2例ICIs相关致死性心肌炎病例，随后不断出现的免疫相关严重的心脏并发症让人们开始担忧。ICIs诱发的心脏不良反应主要表现为ICIs相关性心肌炎，其发病时间早，中位时间为34 d，甚至有报道提示首剂应用ICIs即可引起心肌炎改变，且病死率高达39.7%～46%，致使患者"生了肿瘤"最后却"死于心脏"，因此，亟须对ICIs相关心脏irAE尽快明确诊断与治疗原则。

第一节 免疫检查点抑制剂相关性心肌炎的危害日渐凸显

2015年，Läubli等发布了一例病例报告，一位73岁患有转移性黑色素瘤的女性，既往无明显心血管疾病病史，在接受帕博利珠单抗治疗 5 周之后，出现进行性呼吸困难（NYHA 心功能分级Ⅳ级）。临床体征包括颈静脉怒张、双侧肺部啰音和双下肢水肿。心电图提示窦性心动过速伴室性期前收缩。实验室检查显示 BNP 和超敏心肌肌钙蛋白 T（hs－cTnT）水平升高（分别为 928 ng/L 和 0.63 μg/L）。经胸超声心动图检查发现其 LVEF 严重下降，且伴有明显的心室不同步。为寻找急性心力衰竭的病因，对患者进行心肌活体组织检查，病理显示其心肌组织中有大量 CD8 阳性 T 细胞浸润，提示淋巴细胞性心肌炎。随后采用 ARB（坎地沙坦）、β 受体阻滞剂（比索洛尔）、醛固酮拮抗剂（螺内酯）、利尿剂以及泼尼松 2 mg/kg 治疗 2 周后患者症状好转，NYHA 心功能分级改善为Ⅱ级，BNP 和 hs－cTnT 均明显回落（分别为 154 ng/L 和 0.075 μg/L）。心电图和超声心动图指标也恢复至正常范围。这是首次见诸文献的 PD－1 抑制剂诱发的自身免疫性心肌炎、经过大剂量糖皮质激素治疗得到缓解的案例。

随着 ICIs 进一步推广使用，Wang 等对世界卫生组织（World Health Organization，WHO）药物警戒数据库（Vigilyze）中的 ICIs 相关致死性不良反应病例进行了回顾性分析。在共计 619 例病例中，193 例接受了 CTLA－4 抑制剂单药治疗，333 例接受了 PD－1 或 PD－L1 抑制剂的单药治疗，87 例接受了 PD－1 或 PD－L1 抑制剂和 CTLA－4 抑制剂的联合治疗。行 CTLA－4 抑制剂治疗时，不良反应中结肠炎（腹泻）为主要表现（135 例，70%），肝炎（31 例，16%）和肺炎（15 例，8%）的发生率相对较小。相比之下，PD－1 或 PD－L1 抑制剂单药治疗引发致命性 irAE 较为普遍，包括肺炎（115 例，35%）、肝炎（74 例，22%）、结肠炎（58 例，17%）、神经系统疾病（50 例，15%）和心肌炎（27 例，8%）。PD－1/PD－L1 联合 CTLA－4 抑制剂治疗的死亡病例中最常见的原因是结肠炎

（32 例，37％）、心肌炎（22 例，25％）、肝炎（19 例，22％）、肺炎（12 例，14％）和肌炎（11 例，13％）。除了不良反应发生率，该研究还比较了各种不良反应死亡率之间的差异，结果显示心肌炎的死亡风险最高，在 131 例 ICIs 相关性心肌炎病例中，多达 52 例（39.7％）死亡。因此，对于 PD‐1/PD‐L1 抑制剂单药治疗或者联合 CTLA‐4 抑制剂治疗时，需要格外关注 ICIs 相关性心肌炎的发生。与此同时，鉴于 ICIs 相关各类不良反应中心肌炎格外危重，一旦怀疑发生心肌炎，必须提供有效监测和积极治疗。

为了进一步深入探究 ICIs 相关性心肌炎的临床特点，Mahmood 等进行了一项多中心注册研究（包括马萨诸塞州总医院、莫菲特癌症中心、布莱根妇女医院等 8 家医院）。该研究收集了从 2013 年 11 月至 2017 年 7 月的 35 例 ICIs 相关性心肌炎患者和 105 例经 ICIs 治疗未发生心肌炎的患者。该研究定义临床终点事件为：主要不良心脏事件（major adverse cardiac events，MACE），包括心血管死亡、心脏骤停、心源性休克和显著影响血流动力学的完全性心脏传导阻滞。ICIs 相关性心肌炎组（$n=35$）平均年龄为 65 ± 13 岁，29％为女性。从首次使用 ICIs 至出现疑似心肌炎临床表现的中位时间为 34 d（四分位间距为 21～75 d），81％的患者在首剂治疗后 3 个月内出现。几乎全部病例均可观察到 cTn 升高≥$0.2\,\mu g/L$（94％）以及心电图异常（89％）；不过，仅有 49％的患者超声心动图估测的 LVEF 降到 50％以下。其中，马萨诸塞州总医院的统计显示，采用 ICIs 治疗的 964 例患者中，心肌炎的发病率为 1.14％（11 例），其中 5 例（0.52％）患者发生了 MACE。该研究在诊断方面分别统计了入院 cTnT、峰值 cTnT 和出院（发生 MACE 后入院）cTnT（即患者出院时的测量值；如果 MACE 发生在患者新入院时，则该数值为此次事件发生前的测量值），发现出院（发生 MACE 后入

院）cTnT 对于 MACE 的诊断准确性最高［曲线下面积（AUC）
为 0.81，$P = 0.004$］。该研究还给出了治疗建议：首剂较高糖皮
质激素剂量可降低 MACE 发生率［MACE 组首剂糖皮质激素剂
量为 0.84 mg/kg（0.00～14.40），非 MACE 组为 2.06 mg/kg
（0.00～20.20），$P = 0.041$］。该研究就 ICIs 相关性心肌炎的总
体概况进行了梳理：①ICIS 相关性心肌炎总发生率约为 1.14%；
②ICIs 相关性心肌炎起病的中位时间较早，仅为 34 d；③cTnT
对心肌炎预后的诊断具有重要预测作用；④早期高剂量糖皮质激
素的治疗有助于患者预后的好转。

第二节　免疫检查点抑制剂相关性
心肌炎的临床表现

ICIs 相关性心肌炎的临床表现差异很大，大多数患者可有呼
吸困难，并伴胸痛、疲劳、肌痛、头晕、心悸和心律不齐（例如
心房颤动、室性心动过速或心脏传导阻滞等），甚至发生猝死。
但是由于 ICIs 相关性心肌炎发病率相对较低，还未见文献对其
临床表现进行统计分析。有文献描述了 ICIs 相关心血管毒性的
初发临床表现（表 5-1）。对于在 ICIs 使用过程中或者曾经使用
过 ICIs 治疗的患者，一旦出现心血管症状，临床医师必须对此

表 5-1　ICIs 相关性心肌炎的初发临床心血管疾病表现

症状	百分比（%）
呼吸困难	76
心悸	14
胸痛	14
心力衰竭	83
心脏骤停	7

提高警惕。由于心血管疾病发病率较高，需要区别是患者由心血管疾病既往史所致还是本次使用 ICIs 发生了心脏不良反应。对此，Bonaca 等推荐在使用 ICIs 之前，应该完善常规心血管相关基线检查，有利于随访时更好地检测和评估心脏 irAE。

第三节　免疫检查点抑制剂相关性心肌炎的诊断

由于 ICIs 相关性心肌炎发病率不高，同时缺乏特异性的生物标志物和临床表现，因此其诊断一直困扰临床一线医师。针对于此，可借鉴 *Myocarditis in the Setting of Cancer Therapeutics：Proposed Case Definitions for Emerging Clinical Syndromes in Cardio-Oncology* 白皮书和 ICIs 相关性心肌炎的诊断流程，需将治疗前基线评估、心肌炎诊断流程和心肌炎分级定义三要点结合，更好地帮助临床医师对应用 ICIs 后疑似心肌炎的患者明确诊断。

一、ICIs 相关性心肌炎的诊断流程

1. 治疗前基线评估　即在 ICIs 治疗前及不同时间节点，随访心脏指标的变化。主要应包括体格检查、心电图、心肌标志物（cTn、CK、BNP），如条件允许建议增加 24 h 血压监测、左心功能检测（磁共振成像、CT 扫描和核素显像）予以基线评估，帮助临床医师在肿瘤治疗随访过程中对比心血管相关指标有无变化；与此同时，还应关注患者心血管疾病及自身免疫性疾病、糖尿病等既往史，对于有心血管疾病高危因素和免疫检查异常的患者需要重点关注和监测。

2. ICIs 相关性心肌炎建议诊断流程　具体见图 5-1。

3. ICIs 相关性心肌炎分级定义（表 5-2）　对于疑似病例建议明确分级，以便后期治疗、预后的评估。

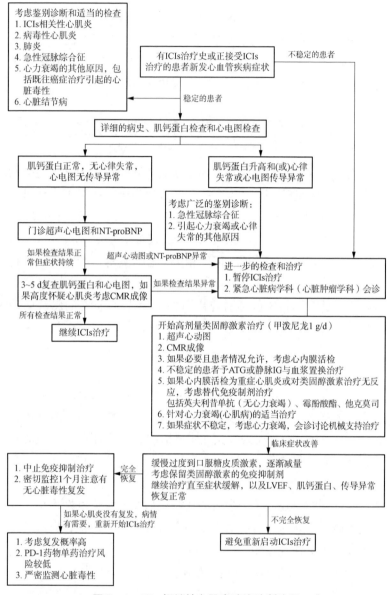

图 5-1 ICIs 相关性心肌炎建议诊断流程

注：CMR 成像：心脏磁共振成像；ATG：抗人胸腺细胞免疫球蛋白；静脉 IG：静脉注射免疫球蛋白

表 5-2 ICIs 相关性心肌炎分级定义（诊断标准）

病理变化	影像变化＋心电图＋症状＋心肌标志物
确定的心肌炎	明确的病理活体组织检查 或者磁共振确诊＋症状＋（心电图或者生物标记物） 或者室壁运动异常（超声心动图）＋症状＋生物标记物＋心电图＋排除了血管狭窄等问题
可能的心肌炎	磁共振确诊（症状＋心电图＋生物标记物均正常） 或者磁共振疑似＋下列 3 个任意一个（症状、心电图、生物标记物） 或者室壁运动异常（超声心动图）＋症状＋心电图或者生物标记物 或者 PET 扫描确诊＋同时排除其他可能诊断
疑似的心肌炎	磁共振疑似（症状＋心电图＋生物标记物均正常） 或者室壁运动异常（超声心动图）＋症状或者心电图 或者生物标记物＋症状或者心电图＋排除了其他可能诊断

注：以上诊断建立在排除急性冠脉综合征、瓣膜病等疾病基础上

二、常见检测方法

1. 心电图　ICIs 相关性心肌炎病例中心电图异常者占 89％，心电图可以给诊断提供线索。文献报道，ICIs 相关心脏毒性可引起一系列心电图改变，包括心房颤动（30％）、室性心律失常（27％）和传导异常（17％），但由于该文献统计的 ICIs 相关病例数仅有 30 例，因此，其他类型心肌炎相关的心电图异常表现仍然具有重要提示作用，包括窦性心动过速（45％）、房性心动过速（18％）、心房颤动（6％）、室性心动过速（45％）、传导异常（26％）、QRS/QT 间期延长、病理性 Q 波（8％）、ST‑T 段改变（69％）（弥漫性 T 波倒置、弥漫性 ST 段抬高）、P‑R 间期改变等。不过，即便患者心电图正常，也不能完全排除心肌

炎。鉴于心电图简便易行，建议所有患者行 ICIs 治疗前均应评估心电图，并在后期随访的不同时间节点重复检查，以便进行对照分析。在与既往心电图对比时，建议深入剖析：①心电图是否存在动态改变？即是否用药后新发？②这种心电图的改变和症状的改变是否相一致？

2. 心肌标志物　心肌标志物主要包括 cTn、CK‑MB 或总 CK。相较而言，cTn 是最佳选择［肌钙蛋白 I 亚型（cTnI）特异性最佳］；其次为 CK‑MB；如无法检测 cTn 和 CK‑MB，可参考总 CK。根据文献报道，在 ICIs 相关性心肌炎病例中，cTnT 对心肌炎的诊断预后具有较高的敏感性和特异性，cTnT ≥ 1.5 ng/ml，MACE 风险增加 4 倍（危险比 4.0，95% 可信区间 1.5～10.9，$P = 0.003$），其诊断特异性为 95%，敏感性为 63%。而 BNP 主要反映心室压力波动情况，虽然也会增高，但是对于心肌炎诊断的特异性欠佳，且 BNP 易受炎症因子的影响。实际上，发生 ICIs 相关性心肌炎时往往伴随炎症因子释放，所以，此时患者的 BNP 也可能是通过炎症途径来升高的，其具体机制尚不明确，有待进一步研究予以验证。新近报道可溶性生长刺激表达基因 2 蛋白（sST2）作为一种新型心力衰竭检测标志物，也有望成为提示心功能改变的有效指标；并且 Coronado 等研究发现，在 ≤50 岁的男性心肌炎患者中，血清 sST2 升高与心力衰竭风险（NYHA 分级）增加相关。不过，对于 sST2 能否给 ICIs 相关性心肌炎诊断和预后带来指示，还有待进一步研究予以证实。

3. 超声心动图　超声心动图是监测 ICIs 相关心功能改变的一线影像学检查，不但可以评估患者不同时间节点的心脏功能，还有助于排除其他原有或者新发心血管疾病（包括急性心肌缺血、瓣膜病、心肌病等）。然而，超声心动图对于 ICIs 相关性心肌炎缺乏组织特异性表现，因此，对于常规超声心动图显示室壁运动正常的心肌炎患者，其诊断价值较为有限。Mahmood 等认为，ICIs 相关性心肌炎病例的 LVEF、舒张末期左心内径与对照组相比均无统计学差异（LVEF 分别为 $60 \pm 7\%$，$62 \pm 10\%$，$P = 0.28$；舒张末期左心内径分别为 43 ± 6 mm，45 ± 6 mm，$P = 0.38$）。

近年来涌现并在临床实施的超声心动图新技术，譬如斑点追踪成像（speckle tracking imaging，STI）技术，主要依赖计算机声像特征识别处理技术及数学原理，连续追踪目标心肌在心动周期中所处的位置，实时反映心肌运动和变形，且不受超声成像角度的影响，能全面反映心脏长轴、径向及环向的变形和运动，还能同步分析左心心尖段和心底段旋转（twist）、整体旋转及扭转（torsion），可发现传统方法无法检测的细微心肌功能损害，用于帮助早期敏感诊断 ICIs 相关性心肌炎。ESC 颁布的《肿瘤治疗和心血管毒性立场声明》等指导性文献也推荐采用 STI 作为筛查和随访肿瘤患者心脏毒性的一线方法。STI 包含多个参数，研究显示，其中左心整体纵向应变（left ventricular global longitudinal strain，LVGLS）指标会随着 ICIs 相关性心肌炎的发展而降低，在 LVEF 保留的心肌炎中会有所降低，对于心肌炎病例的预后也有强烈的预测作用（图 5 - 2）。在 LVEF 降低的心肌炎患者亚组中，LVGLS 低于 13% 与较高的 MACE 相关（$P < 0.001$）。同时，在 LVEF 保留的 ICIs 相关性心肌炎亚组中，LVGLS 低于 16% 与较高的 MACE 相关（$P < 0.001$）。鉴于超声心动图无创价廉、可床旁重复进行等特点，STI 作为一种更加敏感、精确的超声心动图新方法，对于 ICIs 相关性心肌炎的诊断仍然有巨大的价值和发展空间。

4. 心脏磁共振成像　心脏磁共振成像［cardiac magnetic resonance (CMR) imaging］是诊断 ICIs 相关性心肌炎的首选方式，敏感性和特异性均被临床认可（图 5 - 3）。CMR 成像在路易斯湖标准（Lake Louise Criteria）实施之后，已经在临床一系列

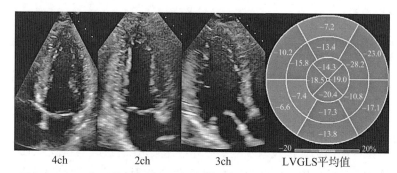

图 5-2　ICIs 相关性心肌炎患者左心 16 节段牛眼图各节段 LVGLS 平均值（16 节段模式）

　　4ch：心尖四腔心切面；2ch：心尖二腔心切面；3ch：心尖三腔心切面；LVGLS：左心整体纵向应变

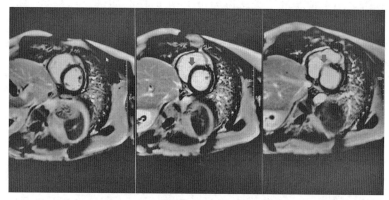

图 5-3　复旦大学附属中山医院一例确诊 ICIs 相关性心肌炎患者的 CMR 成像
前间隔心肌延迟强化（箭头所示）

　　心肌炎（如病毒性心肌炎）诊断中取得了重大进展，也已成为心肌炎的确诊方法。但是近期也有文献报道提出相左意见，在经病理活体组织检查证实的 55 例心肌炎患者中，仅有 21 例（38％）患者出现心肌对比剂延迟增强（late gadolinium enhancement，LGE）增高，14 例（26％）患者的 T2 加权短时间反转恢复序列

(STIR) 信号升高。即 LGE 与病理性纤维化之间的相关性，以及 T2 加权 STIR 与心肌水肿的相关性可能值得商榷。而且 LGE 和 T2 加权 STIR 的增加与随后的 MACE 之间并没有明显关联。所以，或许 CMR 对 ICIs 相关性心肌炎预后的预测价值并没有人们想象中那么可靠。因此，对于 ICIs 相关性心肌炎疑似病例，即便 CMR 检查结果为阴性，仍然无法排除心脏不良反应的发生，需谨慎考虑进一步进行心肌活体组织检查明确诊断。

5. 心内膜活体组织检查　心内膜活体组织检查是诊断心肌炎的金标准，有助于诊断病情以及判断预后。ICIs 相关性心肌炎的活体组织检查结果主要表现为心肌内有明显的淋巴细胞浸润，对炎症细胞进行免疫组化分析后发现其中有大量 CD3 阳性、CD8 阳性和 CD4 阳性 T 细胞并存，但 CD20 B 细胞、嗜酸性肉芽肿和巨细胞均为阴性。虽然心内膜活体组织检查能够提供确凿证据，但是由于其操作难度大，为侵入性检查，同时每次活体组织检查心肌病变部位和取材位置存在偏差，所以目前心内膜活体组织检查仍然难以成为临床常用的检查方式。

第四节　免疫检查点抑制剂相关性心肌炎的治疗

截至目前，针对 ICIs 相关性心肌炎还缺乏前瞻性研究对各种治疗方案进行评估，当前对于这部分患者主要是基于临床经验和相关专家建议来指导治疗。首先，最关键的是要立即停用 ICIs。其次，进行对症治疗和应用药物，常用的主要是糖皮质激素和免疫抑制剂 2 类药物。根据常见不良反应事件评价标准 (Common Terminology Criteria for Adverse Events，CTCAE) 5.0 版判断心肌炎的严重程度分级 (表 5 - 3)，并对应给予推荐的治疗方式 (表 5 - 4)。

表5‐3 常见不良反应事件评价标准（CTCAE 5.0版）心肌炎严重程度分级

分级	不良事件
1	—
2	中度活动或者劳累时出现症状
3	静息状态下或最低程度活动或劳累时便出现严重症状；需要治疗；新发症状
4	危及生命：需要紧急治疗（例如：连续静脉输液治疗或机械辅助血液循环）
5	死亡

表5‐4 常见不良反应事件评价标准（CTCAE 5.0版）分级及推荐治疗方式

分级	患者护理级别	激素治疗	免疫抑制剂治疗	免疫治疗及后续应用
1	非卧床	不推荐	不推荐	继续
2	非卧床	局部激素或全身激素治疗，口服甲泼尼龙0.5～1mg/（kg·d）一旦改善到1级则开始4～6周的降激素治疗	不推荐	暂时停用
3	住院治疗	全身激素治疗，口服或静脉使用甲泼尼龙1～2mg/（kg·d）一旦改善到1级则开始4～6周的降激素治疗	在激素治疗3～5d后症状未能缓解的患者可考虑在专科医师指导下使用	停用，基于患者的风险/获益比讨论是否恢复免疫治疗
4	住院治疗，考虑ICU	全身激素治疗，静脉注射甲泼尼龙1～2mg/（kg·d），连续3d，后逐渐减量至1mg/（kg·d）一旦改善到1级则开始4～6周的降激素治疗	在激素治疗3～5d后症状未能缓解的患者可考虑在专科医师指导下使用	永久停用

一、糖皮质激素

对于普通心肌炎，尽量在早期就使用大剂量糖皮质激素［泼尼松，1～2 mg/（kg·d）］［剂量转换：泼尼松 5 mg＝泼尼松龙 4 mg］，对于重症和危重症心肌炎患者起始剂量为甲泼尼龙冲击，500～1 000 mg/d，持续 3～5 d，随后根据情况，等心功能恢复后开始减量，指南推荐一旦怀疑发生 ICIs 相关性心肌炎，应立即开始大剂量糖皮质激素治疗（以免因为等待确诊性检查而有所延误）。糖皮质激素对于 ICIs 相关性心肌炎的疗效已经得到证实，早期大剂量应用该类激素，可降低 MACE 发生率。尽管如此，亦有文献报道，单独应用糖皮质激素治疗 ICIs 相关性心肌炎，患者最终死亡的并非个例，提示单一大剂量糖皮质激素疗法可能不足以完全解决免疫相关的心脏毒性。

二、免疫抑制剂及其他治疗

免疫抑制剂主要用于对糖皮质激素疗效欠佳或者症状较重的 ICIs 相关性心肌炎患者，这些药物既往用于治疗心脏移植排异反应。

1. 对于症状稳定的 ICIs 相关性心肌炎患者

（1）他克莫司：是一种钙调神经磷酸酶抑制剂，与环孢素属同一类。在对心脏移植患者的免疫抑制方案中，他克莫司与环孢素的一年生存率相当，但是他克莫司的排异反应率较低，对肝、肾和胰腺移植的不良反应也较少。用法：2～4 mg/d，每天 2 次，需要监控血药浓度。

（2）霉酚酸酯：是霉酚酸的前体，是嘌呤类似物的抗代谢药。它通过非竞争性抑制鸟嘌呤核苷酸合成过程中的关键酶肌苷单磷酸脱氢酶而发挥免疫抑制作用。霉酚酸酯通过选择性抑制 T 细胞和 B 细胞来预防细胞和体液排异。Kobashigawa 等报道，他克莫司与霉酚酸酯联合运用可以显著降低心脏移植患者的抗排异反应，不良反应发生率较低。用法：1 500 mg/d，分 2 次给药，每 12 h 1 次，无需测定血药浓度。

（3）英夫利昔单抗：英夫利昔单抗是一种嵌合 IgG1 的单克隆抗体，可阻断肿瘤坏死因子-α，主要用于克罗恩病、类风湿关节炎等自身免疫疾病和肺、肾、肝、心脏移植患者的排异反应的治疗。目前已被用作其他 irAE 的辅助疗法，但有文献报道认为其可能诱发心力衰竭，指南和共识建议中、重度心力衰竭患者禁用。用法：每周 375 mg/m²，持续 4 周。

2. 对于症状不稳定的 ICIs 相关性心肌炎患者

（1）抗胸腺细胞球蛋白：为一种多克隆抗体，通过源自胸腺或培养的 B 细胞系的淋巴样细胞对马进行免疫来获得。通过补体依赖性细胞裂解诱导 T 细胞耗竭，从而逆转急性同种异体移植排异。常用于诱导治疗移植后排异反应和再生障碍性贫血。抗胸腺细胞球蛋白已成功用于治疗至少 2 例严重的伊匹木单抗诱导的肝毒性。Tay 等运用马抗胸腺细胞球蛋白成功治疗 1 例纳武单抗诱发的暴发性心肌炎。该病例出现心肌炎相关症状后，虽然应用了甲泼尼龙（500 mg/d，共 3 d）和英夫利昔单抗（5 mg/kg，单次静脉注射），但是第 8 天后，病情再次急剧恶化，表现为室性心动过速和血流动力学损害，遂选用马抗胸腺细胞球蛋白治疗，3 d 后患者病情好转，心肌损伤标志物和心律失常在用药 5 d 后基本缓解。用法：起始剂量为 500 mg，之后 5 d 以每天 250 mg 的剂量递增，同时监测 CD2、CD3 细胞计数，直至降到 50～100/μl。建议抗胸腺细胞球蛋白在专业心脏移植团队的指导下使用。

（2）免疫球蛋白：常用来降低移植前患者的抗体水平，也常用于移植患者排异反应的治疗。有研究报道，5 名发生排异反应的移植患者接受了免疫球蛋白和血浆置换术的联合治疗后，血流动力学均得到改善。

（3）血浆置换：全血导出体外分离成血浆和细胞成分，将患者的血浆舍弃，然后以同等速度将新鲜血浆、白蛋白溶液、平衡液等血浆代用品代替分离出的血浆回输进体内的过程。常用于心脏移植后排异反应。

（4）阿巴西普：为一种 CTLA - 4 激动剂。该药已被批准用于风湿性疾病的治疗，并且正在进行涉及类风湿关节炎和亚临床型心肌炎患者的临床试验。2019 年，*NEJM* 报道了一例使用阿巴西普治疗纳武单抗相关性心肌炎的成功案例。患者首先接受大剂量静脉注射甲泼尼龙（500 mg/d，共 3 d）治疗，从第 7 天开始进行血浆置换，但 cTnT 水平仍增至 5～6 ng/ml，症状持续加重。入院后第 17 天，尝试静脉注射阿巴西普（每 2 周 500 mg），使用 5 次之后，患者 cTn 迅速降为正常，症状逐渐好转并出院。

三、治疗时机选择

ICIs 用药之后若怀疑发生 ICIs 相关性心肌炎，应立即开始大剂量糖皮质激素治疗（以免因为等待确诊性检查而延误治疗）。目前专家共识认为治疗应持续到症状缓解，cTn、LVEF 和心电图异常均恢复正常。

四、ICIs 相关性心肌炎缓解之后是否可以继续 ICIs 治疗

控制 ICIs 相关性心肌炎病情之后，能否继续 ICIs 治疗？对此，指南认为这些患者有复发 ICIs 相关性心肌炎的风险。此时需要多学科讨论，为患者提供个体化治疗，综合考虑癌症进展情况、对免疫疗法的反应程度、是否有可行的替代疗法、心脏毒性的严重程度、免疫抑制疗法的毒性消退速度以及患者对于风险和收益的主观意愿。如可以继续进行 ICIs 治疗，后续应选择哪种ICIs？回顾性研究建议，PD - 1 抑制剂单一疗法发生心脏毒性的概率较低，可作为后续首选治疗药物选择。

随着肿瘤患者生存期延长，各种癌症治疗方式潜在的心脏毒性也逐渐被人知晓。近年来，我国肿瘤心脏病学蓬勃开展。虽然有志于该领域的临床和科研人员已经进行了努力探索，但肿瘤心脏病学依然存在诸多难点，由于癌症治疗引起的心脏不良事件的发生率较低、缺乏特异性的检测方法、新发或既往存在的心血管疾病和危险因素常常混杂在一起等，经常给临床决策造成困扰。对此需要肿瘤相关专科医师与心血管科医师在诊疗过程中共同合作，通过建立多学科联合机制，制订规范的治疗流程，成立专业的肿瘤心脏病学团队，同时推进基础研究的进行，一齐努力为肿瘤患者安全有效的治疗保驾护航。

（程蕾蕾　沈毅辉）

📖 参考文献

［1］ Ahmed T，Pandey R，Shah B，et al. Resolution of ipilimumab induced severe hepatotoxicity with triple immunosuppressants therapy ［J］. BMJ Case Rep，2015：bcr2014208102.

［2］ Awadalla M，Mahmood SS，Groarke JD，Hassan MZO，et al. Global longitudinal strain and cardiac events in patients with immune checkpoint inhibitor-related myocarditis ［J］. J Am Coll Cardiol，2020，75 （5）：467－478.

［3］ Bar S L，Swiggum E，Straatman L，et al. Nonheart failure-associated elevation of amino terminal pro-brain natriuretic peptide in the setting of sepsis ［J］. Can J Cardiol，2006，22 （3）：263－266.

［4］ Bayes-Genis A，Januzzi JL. The international st2 consensus panel：introduction ［J］. Am J Cardiol，2015，115 （7 Suppl）：1B－2B.

［5］ Bonaca MP，Olenchock BA，Salem JE，et al. Myocarditis in the setting of cancer therapeutics：proposed case definitions for emerging clinical syndromes in Cardio-Oncology ［J］. Circulation，2019，140 （2）：80－91.

［6］ Chmiel KD，Suan D，Liddle C，et al. Resolution of severe ipilimumab-induced hepatitis after antithymocyte globulin therapy ［J］. J Clin

Oncol，2011，29（9）：e237 - e240.

［7］ Coronado MJ，Bruno KA，Blauwet LA，et al. Elevated sera sst2 is associated with heart failure in men $</ = 50$ years old with myocarditis ［J］. J Am Heart Assoc，2019，8（2）：e008968.

［8］ Deluigi CC，Ong P，Hill S，et al. ECG findings in comparison to cardiovascular MR imaging in viral myocarditis ［J］. Int J Cardiol，2013，165（1）：100 - 106.

［9］ Escudier M，Cautela J，Malissen N，et al. Clinical features，management，and outcomes of immune checkpoint inhibitor-related cardiotoxicity ［J］. Circulation，2017，136（21）：2085 - 2087.

［10］ Friedrich MG，Sechtem U，Schulz-Menger J，et al. Cardiovascular magnetic resonance in myocarditis：a JACC white paper ［J］. J Am Coll Cardiol，2009，53（17）：1475 - 1487.

［11］ Ganatra S，Neilan TG. Immune checkpoint inhibitor-associated myocarditis ［J］. Oncologist，2018，23（8）：879 - 886.

［12］ Heinzerling L，Ott PA，Hodi FS，et al. Cardiotoxicity associated with CTLA4 and PD1 blocking immunotherapy ［J］. J Immunother Cancer，2016，4（50）.

［13］ Johnson DB，Balko JM，Compton ML，et al. Fulminant myocarditis with combination immune checkpoint blockade ［J］. N Engl J Med，2016，375（18）：1749 - 1755.

［14］ Kobashigawa JA，Miller LW，Russell SD，et al. Tacrolimus with mycophenolate mofetil（MMF）or sirolimus vs. cyclosporine with MMF in cardiac transplant patients：1-year report ［J］. Am J Transplant，2006，6（6）：1377 - 1386.

［15］ Kociol RD，Cooper LT，Fang JC，et al. Recognition and initial management of fulminant myocarditis：a scientific statement from the American Heart Association ［J］. Circulation，2020，141（6）：e69 - e92.

［16］ Kwon HJ，Cote TR，Cuffe MS，et al. Case reports of heart failure after therapy with a tumor necrosis factor antagonist ［J］. Ann Intern Med，2003，138（10）：807 - 811.

［17］ Laubli H，Balmelli C，Bossard M，et al. Acute heart failure due to autoimmune myocarditis under pembrolizumab treatment for metastatic melanoma [J]. J Immunother Cancer, 2015, 3 (11).

[18] Mahmood SS, Fradley MG, Cohen JV, et al. Myocarditis in patients treated with immune checkpoint inhibitors [J]. J Am Coll Cardiol, 2018, 71 (16): 1755 - 1764.

[19] Nakashima H, Honda Y, Katayama T. Serial electrocardiographic findings in acute myocarditis [J]. Intern Med, 1994, 33 (11): 659 - 666.

[20] Okazaki T, Honjo T. PD - 1 and PD - 1 ligands: from discovery to clinical application [J]. Int Immunol, 2007, 19 (7): 813 - 824.

[21] Pages C, Gornet JM, Monsel G, et al. Ipilimumab-induced acute severe colitis treated by infliximab [J]. Melanoma Res, 2013, 23 (3): 227 - 230.

[22] Phelan D, Watson C, Martos R, et al. Modest elevation in BNP in asymptomatic hypertensive patients reflects sub-clinical cardiac remodeling, inflammation and extracellular matrix changes [J]. PLoS One, 2012, 7 (11): e49259.

[23] Puzanov I, Diab A, Abdallah K, et al. Managing toxicities associated with immune checkpoint inhibitors: consensus recommendations from the Society for Immunotherapy of Cancer (SITC) toxicity management working group [J]. J Immunother Cancer, 2017, 5 (1): 95.

[24] Rodriguez ER, Skojec DV, Tan CD, et al. Antibody-mediated rejection in human cardiac allografts: evaluation of immunoglobulins and complement activation products C4d and C3d as markers [J]. Am J Transplant, 2005, 5 (11): 2778 - 2785.

[25] Salem JE, Allenbach Y, Vozy A, et al. Abatacept for severe immune checkpoint inhibitor-associated myocarditis [J]. NEJM, 2019, 380 (24): 2377 - 2379.

[26] Tay RY, Blackley E, Mclean C, et al. Successful use of equine anti-thymocyte globulin (ATGAM) for fulminant myocarditis secondary to nivolumab therapy [J]. Br J Cancer, 2017, 117 (7): 921 - 924.

[27] Wang DY, Salem JE, Cohen JV, et al. Fatal toxic effects associated with immune checkpoint inhibitors: a systematic review and meta-analysis [J]. JAMA Oncol, 2018, 4 (12): 1721 - 1728.

[28] Zamorano JL, Lancellotti P, Rodriguez Munoz D, et al. 2016 ESC

position paper on cancer treatments and cardiovascular toxicity developed under the auspices of the ESC Committee for Practice Guidelines: the task force for cancer treatments and cardiovascular toxicity of the European Society of Cardiology (ESC) [J]. Eur Heart J, 2016, 37 (36): 2768 - 2801.

[29] Zhang L, Awadalla M, Mahmood SS, et al. Cardiovascular magnetic resonance in immune checkpoint inhibitor-associated myocarditis [J]. Eur Heart J, 2020, 41 (18): 1733 - 1743.

第六章

放射治疗患者心血管管理

　　放射治疗是恶性肿瘤综合治疗的重要组成部分，胸部恶性肿瘤的放射治疗可以显著降低患者的局部复发率，但对于一些肿瘤靠近心脏的患者，在照射恶性肿瘤时，射线不可避免地会照射到部分心脏，从而可能造成放射性心脏损伤。

第一节　放射性心脏损伤机制

一、冠状动脉病变

　　胸部放射治疗包括左侧乳腺癌、食管癌以及纵隔恶性淋巴瘤的放射治疗，有可能照射到冠状动脉从而造成冠状动脉病变，具体的损伤启动机制是冠状动脉内皮细胞损伤和衰老，≥2Gy 的剂量即可诱发炎症细胞因子和黏附因子的表达，引起斑块破裂、血栓形成和冠状动脉痉挛。接受放射治疗的左侧乳腺癌患者，冠状动脉病变最常见于左前降支；而接受放射治疗的霍奇金淋巴瘤患者，冠状动脉病变常见于左主干、回旋支和右冠区域。据较早文献报道，接受过放射治疗的霍奇金淋巴瘤患者冠状动脉病变的发生率为正常人的 4～7 倍，心肌梗死的发生率是正常人的 2～7 倍，在放射治疗后的 40 年内，累计发生冠状动脉疾病的概率达

50％。但大多数患者表现为长期无症状的冠状动脉损伤，极少数患者在放射治疗后 10～20 年才表现出来。

二、瓣膜损伤

当心脏瓣膜受放射剂量总量达到 10 Gy 后，瓣膜间质细胞转化为造骨细胞样细胞，表达碱性磷酸酶和骨形态发生蛋白 2 和骨桥蛋白，导致瓣叶或瓣尖增厚、纤维化、瓣膜回缩和钙化，其中主动脉根部、主动脉瓣、二尖瓣瓣环和二尖瓣的基底和中部最为常见，一般不累及二尖瓣尖和瓣膜结合部，可以此与风湿性瓣膜病变相鉴别。钙化性瓣膜病主要是主动脉瓣狭窄，是严重的放射治疗晚期并发症。控制瓣膜放射剂量＜30 Gy，可将 30 年瓣膜病的概率控制到 1.4％左右。

三、心肌病

放射治疗可以直接引起心肌病变，心肌病变也可由放射性冠状动脉疾病或瓣膜病变间接引起。病理特点是非特异性、弥漫性心肌间质纤维化。目前认为是放射治疗导致心肌毛细血管内皮细胞损伤，炎症反应和血栓形成，导致管腔阻塞，毛细血管系统破坏，胶原蛋白沉积。Ⅰ型胶原蛋白升高，导致心肌纤维化、心肌弹性性能改变，最终出现心肌细胞死亡和间质纤维化。

四、心律失常

放射治疗引起的心肌缺血可继发室性心律失常，亦可直接损伤窦房结和传导系统，心电图表现为非特异性 ST－T 改变，QT 间期延长、右束支传导阻滞、病态窦房结综合征等。其中右束支传导阻滞是常见的放射性传导系统损伤，而完全性传导阻滞是最严重的表现形式，如果引起缓慢性心律失常，可能需要植入心脏起搏器。

五、心包病变

放射治疗引起急性心包炎很少见，主要发生在心脏受高剂量照射的患者，可以出现在放射治疗后数周内，表现为发热、胸痛、心动过速和非特异性心电图改变，但通常为自限性，症状较轻。

放射治疗也可能引起迟发性心包病变，多发生在放射治疗后6个月～15年之后，包括慢性心包炎和心包积液。主要的病理变化为心包纤维性增厚，是由于放射治疗后心脏微血管系统损伤、毛细血管通透性增加、渗出液积聚而成。对于心脏纵隔区域大剂量放射治疗的患者，需要注意可能发生慢性缩窄性心包炎，如果出现则预后较差。

第二节　放射治疗患者心血管管理

射线对于心脏的所有结构，包括心包、心肌、冠状动脉、心脏瓣膜以及心脏传导系统都可能造成损伤，但由于大部分放射性心脏损伤发生于放射治疗后10～15年，因此放射性心脏损伤的研究大多集中在乳腺癌、恶性淋巴瘤等可长期生存的患者。早期的研究发现左侧乳腺癌患者接受放射治疗后可能出现心肌灌注下降，近期研究报道早期心脏毒性与心脏受照剂量-体积显著相关，长期的随访发现，放射相关的心脏病死亡可能会部分抵消放射治疗带来的生存获益，但随着放射治疗技术的日益更新，例如调强技术、呼吸门控技术、影像引导下放射治疗技术的广泛开展，以及放射治疗科医师对放射性心脏损伤的重视，近年来恶性肿瘤患者接受放射治疗时心脏的受照射剂量显著降低，放射性心脏损伤也鲜有报道。

对于一些容易出现放射性心脏损伤的高风险患者〔前胸或左

胸部接受辐射并有≥1 的下列危险因子：①既往接受过胸部放射治疗；②放射剂量累积（＞30 Gy）；③年轻患者（＜50 岁）；④高放射分数（2 Gy/d）；⑤肿瘤在心脏内或毗邻心脏；⑥缺少防护；⑦伴随化学治疗或靶向治疗；⑧心血管危险因子（如糖尿病、吸烟、肥胖、中级或中级以上高血压、高胆固醇血症）]，在设计综合治疗方案时需要提前考量。例如对于 1 例早期左侧乳腺癌患者在手术前评估时应包括心脏功能的评估，心内科医师评估该患者接受放射治疗较大可能出现放射性心脏损伤或因原有的心脏病不能耐受术后的放射治疗，则应建议外科医师行改良根治术而不是按乳腺肿瘤的分期选择保乳手术，从而可以使该患者避免接受术后辅助放射治疗。而对于已经接受了放射治疗的高风险患者，除了在放射治疗科定期随访外也应在心内科定期随访。

近年来，放射治疗科医师关注到随着心脏受到照射的剂量增加，放射性心脏损伤发生比例呈线性增加，而目前尚不可知心脏受到的剂量在确切的多少数值以下是绝对安全的，因此放射治疗科医师试图依靠技术的进步和对疾病的认识尽可能多地降低心脏受照射的剂量和体积，也的确取得一定的成效。但随着化学治疗药物和靶向治疗药物的进展，肿瘤患者在综合治疗中除了接受放射治疗外可能会接受多种有心脏毒性的药物，例如左侧乳腺癌患者接受放射治疗同期使用曲妥珠单抗是影响早期心脏舒张功能异常的独立预后因素，中、低剂量体积的心脏剂量与急性的收缩和舒张功能异常都有关，其中舒张功能异常更敏感，因此现代放射治疗技术不仅需要关注心脏受到高剂量的体积，同时也应有效控制心脏的低剂量照射体积。虽然药物引起的心脏损伤和射线引起的心脏损伤在机制上不尽相同，但从临床表现上区分心脏损伤的原因仍有较大困难，且心内科治疗方案并无不同。因此，对肿瘤患者心脏功能的密切随访、早期发现和早期干预比寻找心脏损伤的原因更为迫切和重要。尤其是专科医院的放射治疗科医师或非肿瘤科医师在接诊受过放射治疗的患者时，应在患者的随访检查中考虑心血管的检测项目，包括心电图、超声心动图、心肌标志物等。如果发现指标异常或者患者出现心脏病的临床表现应考虑到放射性心脏损伤的可能，并及时与心内科医师进行沟通和协同制订治疗方案。同时，对于一些长期生存后出现复发或转移的肿瘤患者，在制订放射治疗、化学治疗或者靶向治疗药物治疗方案时，也应提前对其心功能做出评估，在治疗恶性肿瘤和减少心血管损伤的抉择中寻找平衡，在获得疗效的同时不能放弃心血管的管理，方能给患者一个有良好生活质量的长期生存。

（章　倩）

参考文献

［1］ Cao L，Cai G，Chang C，et al. Diastolic dysfunction occurs early in HER2-positive breast cancer patients treated concurrently with radiation therapy and trastuzumab［J］. Oncologist，2015，20（6）：605-614.

［2］ Cao L，Hu WG，Kirova YM，et al. Potential impact of cardiac dose-volume on acute cardiac toxicity following concurrent trastuzumab and radiotherapy［J］. Cancer Radiother，2014，18（2）：119-124.

［3］ Clarke M，Collins R，Darby S，et al. Effects of radiotherapy and of differences in the extent of surgery for early breast cancer on local recurrence and 15-year survival：an overview of the randomized trials［J］. Lancet，2005，366（9503）：2087-2106.

［4］ Darby SC，Ewertz M，McGale P，et al. Risk of ischemic heart disease in women after radiotherapy for breast cancer［J］. NEJM，2013，368（11）：987-998.

［5］ Fajardo LF. The pathology of ionizing radiation as defined by morphologic patterns［J］. Acta Oncol，2005，44（1）：13-22.

［6］ Marks LB，Yu X，Prosnitz RG，et al. The incidence and functional consequences of RT-associated cardiac perfusion defects［J］. Int J Radiat Oncol Biol Phys，2005，63（1）：214-223.

［7］ Zamorano JL，Lancellotti P，Rodriguez MD，et al. 2016 ESC position paper on cancer treatments and cardiovascular toxicity developed under the auspices of the ESC committee for practice guidelines: the task force for cancer treatments and cardiovascular toxicity of the European Society of Cardiology (ESC) [J]. Eur J Heart Fail, 2017, 19 (1): 9 - 42.

第七章

临床常用的心血管检测方法

目前，尚缺乏有效方法预测各种肿瘤治疗相关心血管不良反应的发生。对于合并基础心血管疾病的恶性肿瘤患者，外科手术、化学治疗和放射治疗可能加重原发病情，甚至诱发新的心血管损伤。鉴于当前缺乏特异性的预测方法，因此对于肿瘤患者必须加强心血管监护，定期进行随访，以期早期发现、早期诊治。必须重视常规病史采集与体格检查、辅助检查以及具体疾病对应的特殊检查等，全面考虑，综合分析。

第一节 心电图

心电图是利用心电图机从体表记录心脏每一心动周期所产生电活动变化的曲线图形，是各种心血管疾病诊断中最常用、最基本的诊断方法。肿瘤心脏病患者必须重视每个随访节点的心电图检查，并做好资料保存，以便日后对比分析。

一、心电图的临床应用价值

心电图有助于识别包括静息心动过速、ST-T改变、传导障碍、QT间期延长及心律失常等肿瘤治疗心脏毒性相关的改变。对于合并心血管疾病的肿瘤患者，心电图也有助于识别心肌梗死特征性的改变及动态演变，以及房室肥大、心肌受损和心肌缺血、药物和电解质紊乱等。

QT 间期是 QRS 波群的起点到 T 波终点的间距，QT 间期延长是临床上抗肿瘤治疗后常常出现的心脏毒性。QT 间期延长可能诱发尖端扭转型室性心动过速，故 ESC《肿瘤治疗和心血管毒性立场声明》提出：在抗肿瘤治疗期间，如果 QTc＞500 ms 或者 QTc 较基线延长 60 ms 以上，需暂停抗肿瘤治疗，避免使用一系列会引起 QTc 延长的药物（如抗生素、抗焦虑药物和抗抑郁药物）。

适应证：有或无心血管基础疾病的恶性肿瘤患者在抗肿瘤治疗前及治疗过程中均应进行心电图检查，并监测其动态变化。不过，这些变化可能是一过性的，且与心肌损伤的进展无关。此时应结合患者临床表现及其他检测结果进行判断。

二、动态心电图的临床应用价值

动态心电图是指连续记录 24 h 或更长时间的心电图，可提供患者 24 h 的动态心电活动信息，是临床上广泛使用的无创性心血管疾病诊断方法之一。

适应证：可检测到常规心电图检查不易发现的一过性异常心电图改变；对于有心悸、气促、头晕、晕厥等症状但常规心电图检查未见明显异常的患者可考虑选择。需要指出的是，动态心电图属回顾性分析，并不能了解患者即刻的心电图变化。

三、肿瘤治疗相关的心电图改变

不同抗肿瘤药物可能引发不同的心电图改变（表 7 - 1）。此外，针对胸部肿瘤的放射治疗，尤其是左侧胸部放射治疗，会对心脏传导系统产生影响，导致心电图 ST - T 改变、束支和房室传导阻滞、房性期前收缩、室性期前收缩等，甚至会发生阿-斯综合征等急症。

表7-1　抗肿瘤药物相关心电图改变

心律失常类型	抗肿瘤药物
心动过缓	三氧化二砷、硼替佐米、顺铂、环磷酰胺、表柔比星、多柔比星、氟尿嘧啶、异环磷酰胺、甲氨蝶呤、米托蒽醌、紫杉醇、利妥昔单抗、沙利度胺、克唑替尼、色瑞替尼
房室传导阻滞	蒽环类、三氧化二砷、硼替佐米、环磷酰胺、氟尿嘧啶、米托蒽醌、利妥昔单抗、紫杉类、沙利度胺
传导紊乱	蒽环类、顺铂、氟尿嘧啶、紫杉类、伊马替尼
心房颤动	顺铂、环磷酰胺、异环磷酰胺、蒽环类、卡培他滨、氟尿嘧啶、吉西他滨、利妥昔单抗、帕纳替尼、索拉非尼、舒尼替尼、依托泊苷、紫杉类、长春碱类
室上性心动过速	顺铂、环磷酰胺、异环磷酰胺、卡培他滨、氟尿嘧啶、甲氨蝶呤、硼替佐米、多柔比星、紫杉醇、帕纳替尼
室性心动过速（心室颤动）	顺铂、环磷酰胺、异环磷酰胺、卡培他滨、氟尿嘧啶、吉西他滨、三氧化二砷、多柔比星、甲氨蝶呤、紫杉醇、硼替佐米、利妥昔单抗
心脏骤停（猝死）	蒽环类（非常罕见）、三氧化二砷（继发于尖端扭转型室性心动过速）、氟尿嘧啶（与缺血和冠状动脉痉挛有关）、尼洛替尼、凡德他尼
QT间期延长	三氧化二砷、凡德他尼、舒尼替尼、索拉非尼、阿西替尼、尼洛替尼、达沙替尼、奥希替尼、帕唑帕尼、乐伐替尼、维莫非尼

第二节　超声心动图

　　超声心动图是既可以实时观察心脏大血管的形态、结构与搏动，了解心脏收缩、舒张功能和瓣膜活动，又能实时显示心血管内血流状态的检查方法。

一、左心射血分数

左心射血分数（LVEF）是评估左心整体收缩功能的重要指标，ESC《肿瘤治疗和心血管毒性立场声明》提出，与肿瘤治疗相关的心脏毒性诊断标准包括：三维超声心动图或二维双平面Simpson法检测 LVEF 下降超过 10%，并且低于正常临界值。所以必须注意，在随访肿瘤患者 LVEF 时，建议采取三维超声心动图或二维双平面 Simpson 法进行检测。一般以测值变化超过5%为有临床提示价值。

二、常规二维超声心动图检测心脏结构和功能改变

除了 LVEF 测定之外，常规二维超声心动图还能及时发现左心节段功能异常、心脏瓣膜病变、心包积液、缩窄性心包炎、肺动脉高压、左心舒张功能减退等（表7-2）。

表7-2　常见抗肿瘤治疗相关超声心动图改变

超声心动图表现	抗肿瘤治疗
左心整体收缩功能减退	蒽环类（多柔比星、表柔比星、吡柔比星等）；铂类（顺铂、卡铂、奥沙利铂等）；丝裂霉素；抗HER2 靶点（贝伐珠单抗、曲妥珠单抗、帕妥珠单抗）；PD1/PD-L1 免疫检查点抑制剂（帕博利珠单抗、信迪利单抗等）；硼替佐米、卡非唑米；放射治疗
左心节段收缩功能异常	铂类（顺铂、卡铂、奥沙利铂等）；胸腺核苷合成酶抑制剂（氟尿嘧啶、卡培他滨、替加氟等）；沙利度胺、来那度胺
心脏瓣膜狭窄或关闭不全	放射治疗
肺动脉高压	伊马替尼、达沙替尼、尼洛替尼；他莫昔芬

超声心动图表现	抗肿瘤治疗
心包积液	环磷酰胺；博莱霉素；芳香化酶抑制剂（阿那曲唑，来曲唑，依西美坦）；放射治疗
缩窄性心包炎	放射治疗

三、斑点追踪超声心动图

传统的常规超声指标敏感度较低，难以发现早期心脏损伤的缺点。新近出现的斑点追踪成像（STI）技术可以自动连续追踪心肌组织中自然声学斑点，并计算出两点间的运动轨迹，实时反映心肌运动和变形。此外，通过对所记录轨迹的后续处理，能够提供更详细评价心肌整体和各个节段收缩与舒张功能的信息。即使心肌有很微小的位置变化，STI 也能较好地跟踪心肌运动。STI 无多普勒角度依赖性，能全面反映心脏长轴、径向及环向的变形和运动，还能同步分析左心心尖段和心底段旋转、整体旋转及扭转，对心功能评价的特异性和敏感性均较高，可发现传统方法无法检测的细微心肌功能损害，在肿瘤治疗相关心血管疾病的早期诊断、危险分层和预后评估方面都有优越性。

在进行 STI 时，需提高成像质量，清晰显示心内膜边缘，建议二维超声 60～80 帧/秒、三维超声 30～45 帧/秒、连续采集 4～6 个心动周期进行分析。

研究显示，发生肿瘤治疗相关心脏毒性时，STI 测定的左心整体纵向应变（LVGLS）比 LVEF 下降更早，抗肿瘤治疗期间常规监测 LVGLS 可及时发现心血管毒性并有望预测随后出现的心功能不全，LVGLS 被认为是抗肿瘤治疗相关心脏毒性最强有力的预测因子。2016 年 ESC《肿瘤治疗和心脏毒性立场声明》

推荐以 LVGLS 较基线水平下降 15％为截点（cut-off point）作为发生左心亚临床心功能不全的诊断依据。除 LVGLS 指标外，有研究指出左心旋转（LVtw）角度峰值、左心扭转（LVtor）角度峰值及旋转（解旋）速度有望成为早期监测蒽环类化学治疗药物所致左心亚临床心功能不全的敏感参数。鉴于超声心动图无创价廉、可床旁重复进行等特点，STI 作为一种更加敏感、精确的超声心动图新方法，对于肿瘤治疗相关心脏毒性的诊断有着巨大的价值和发展空间。

四、其他超声心动图新技术

除了常规超声心动图以及 STI 之外，三维超声心动图、造影超声心动图、组织多普勒、药物及运动负荷超声心动图等在肿瘤心脏病患者中的检测价值也见诸文献报道，但具体适用范围及诊断标准还有待进一步明确。

五、建议

（1）对所有将要接受有潜在心脏毒性的抗肿瘤治疗的患者均应在治疗前进行基线心功能评估。

（2）对于接受蒽环类药物（200 mg/m² 的多柔比星）治疗的低危患者（基线心功能正常且无其他临床危险因素），治疗期间每 4 个周期需进行一次心脏彩超检查；对于接受大剂量蒽环类药物治疗（≥300 mg/m² 的多柔比星）、化学治疗期间因心脏毒性（如超声心动图提示左心功能不全）接受治疗的患者或老年患者，需进行长期的心功能监测，在治疗结束后每年进行一次心脏彩超检查，5 年后可延长随访时间。

（3）对于接受抗 HER2 治疗的低危患者，治疗期间每 4 个周期需进行一次心脏彩超检测，治疗结束后每 3 个月进行一次心脏彩超检查；对于基线心功能异常或存在其他高危因素的患者需缩短心功能评估时间。

（4）接受 VEGF 抑制剂治疗的患者，应每 6 个月进行一次超声心动图检查直至心功能稳定；对于存在高危因素的患者，应在靶向治疗开始后 2～4 周进行心功能的评估，并缩短评估间隔，每 2～3 月评估一次。

（5）对于接受胸部放射治疗的患者，治疗结束后 10～15 年仍需定期进行心功能评估。

六、局限性

超声心动图检查与操作者手法相关，对于透声条件差的患者重复性欠佳；LVGLS 有助于检测早期心脏毒性，但尚不能作为终止抗肿瘤治疗或药物减量的依据。因此，对于超声心动图检查的阳性发现，必须结合患者病史、临床表现及其他检测结果。

第三节　心肌标志物

抗肿瘤治疗期间监测心肌标志物变化可能有助于检测早期心脏损伤，但应与常规影像学诊断方式结合使用。

一、肌钙蛋白

肌钙蛋白（troponin，Tn）是肌肉收缩的调节蛋白。cTn 对心肌损伤具有较高的特异性和敏感性，当心肌发生变性坏死，细胞膜出现破损时，cTn 弥散进入细胞间质，可在外周血中被检测到，其血清浓度变化可以反映心肌细胞损伤的程度。临床多监测 cTnI 或 cTnT 的变化。研究指出，当发生心肌毒性时，cTnT 的改变较 LVEF 下降更早。监测超敏肌钙蛋白 T（hs - TnT）作为一种灵敏度更高的检查方式，已经被证实在乳腺癌患者在表柔比星的治疗期间，具有重要预测心脏毒性作用，与心肌应变测量的结合可以将心脏毒性的预测敏感性从 86％提高到 93％。

二、脑钠肽

脑钠肽（BNP）或 N－末端脑钠肽前体（NT－proBNP）是广泛应用于心血管疾病诊断和诊疗随访的指标，可在一定程度上反映左心负荷、液体潴留情况，是提示心功能改变的常用指标之一。

与 BNP 相比，NT－proBNP 在不同的血样储存条件下均较为稳定，应用多种检测方法结果更为一致，且相对不受采集血样时患者体位改变及日常活动影响，生理波动幅度较小。因此，对于肿瘤心脏病患者，优选 NT－proBNP 检测，但也要注意避免剧烈运动之后采集血样。

三、可溶性生长刺激表达基因 2 蛋白

可溶性生长刺激表达基因 2 蛋白（sST2）是一种新型检测心肌细胞坏死和心力衰竭的标志物，随着心脏功能减退而逐步升高，较少受到肾功能等影响因素的干扰。研究显示，sST2 可预测心肌梗死和心力衰竭患者的预后，对于多病并存的肿瘤心脏病患者，可作为 cTn 及 NT－proBNP 之外的选择。

四、其他标志物

CK、肌红蛋白、C 反应蛋白等也可反映心肌细胞的坏死情况及炎症程度；microRNA 等新型指标在肿瘤心脏病患者中的临床应用也在探索之中。但这些指标的特异性欠佳，或者随访监测时机及诊断标准和价值尚不明确，需要进一步的大规模临床实验予以确定。

五、建议

（1）对于接受有潜在心脏毒性治疗的患者，监测心肌标志物有助于发现抗肿瘤治疗相关的早期心脏损伤，并有助于识别出会出现左心功能不全的患者。

（2）对于接受蒽环类药物治疗的患者，尤其是当患者基线心功能提示存在左心收缩功能障碍或合并心脏瓣膜病时，在初次治疗前及每个治疗周期检测 cTn 和 BNP。

（3）对于接受曲妥珠单抗治疗的患者，治疗期间每 3 个月监测 cTn 和 BNP。对于有高危因素的患者，应于每个治疗周期进行 cTn 和 BNP 的检测。

（4）接受 VEGF 抑制剂治疗的患者，治疗期间应每 2～3 个月进行一次 cTn 和 BNP 检测。

六、局限性

心肌标志物检测对于预测左心功能不全的证据有限；尚无证据表明心肌标志物检测异常可作为停止或中断化学治疗或靶向治疗的依据。

第四节　心脏磁共振

心脏磁共振（CMR）是指用磁共振成像技术诊断心脏及大血管疾病的方法，为非侵入性影像学检查方法。CMR 具有较高的时间和空间分辨率、信息全面可信，除可提供冠状动脉血管成像解剖学特征信息外，还可提供包括水肿、铁负荷及弥散性心肌纤维化等多种详细的组织、功能学信息，能够很好地评估心脏结构和功能，近年来已成为评价心肌功能、量化心肌容积及检测心肌瘢痕等参数的金标准。

一、适应证

（1）对于接受化学治疗的患者（尤其是乳房切除术后和胸壁放射治疗后的乳腺癌患者），其他影像学方法难以明确诊断时，CMR 可鉴别左心功能不全的原因。

（2）对于已有心功能不全的患者，CMR 钆对比剂延迟强化可有助于检测到对长期预后具有提示意义的心脏瘢痕或纤维化表现。

（3）对于接受胸部或纵隔肿瘤放射治疗的患者，CMR 有助于评估放射治疗相关的心包疾病。

二、局限性

（1）CMR 价格较高，需要患者进行长时间的配合，临床应用受限，可作为超声心动图的补充检查方法。

（2）CMR 的钆对比剂延迟强化检测技术不能很好地评估蒽环类药物相关的弥漫性心肌纤维化。

第五节 核素心肌显像

核素心肌显像在多种心脏病的诊断、疗效评价及预后评估中具有重要临床价值，包括核素心肌灌注显像和核素心肌代谢显像等。心肌灌注显像的基本原理是心肌灌注显像剂的摄取和分布与静脉注射显像剂时的心肌血流量呈正比，并与心肌细胞的活性密切相关；心肌缺血、损伤或坏死时，显像剂摄取减低甚至缺失。

门控心肌灌注断层显像可用于监测多种化学治疗药物相关左心功能受损，既可评价心肌血流灌注，也可以动态监测左心功能，准确性高，重复性好且技术成熟。然而，核素心肌显像存在射线暴露，临床应用相对较少。

第六节　其他心血管检测方法

　　无创心肺功能评估、心肺运动试验等作为诊查方法，以心脏负荷试验为依据，获取血流动力学参数及心脏电活动参数，可反映人体的心肺功能指标。运动负荷能够客观评估肿瘤心脏病患者能否重返日常生活，适合于合并心脏基础疾病尤其是冠心病的肿瘤患者，经过对各项参数的综合分析，可对运动耐力及心肺储备功能进行全面、准确地判断，并可对预后进行评价。在检查中需观察排除运动负荷后的风险，若患者在检查中出现胸痛、大汗、呼吸困难、恶性心律失常等情况时需终止心肺运动试验。

（程蕾蕾）

📖 **参考文献**

［1］中华医学会核医学分会，中华医学会心血管病学分会. 核素心肌显像临床应用指南（2018）［J］. 中华心血管病杂志，2019，47：519-527.

［2］宋飞艳，程蕾蕾，陈永乐，等. 实时三维超声心动图评价淋巴瘤患者蒽环类药物化学治疗后左心亚临床功能的价值［J］. 中华诊断学电子杂志，2015，3：155-158.

［3］Awadalla M，Mahmood SS，Groarke JD，et al. Global longitudinal strain and cardiac events in patients with immune checkpoint inhibitor-related myocarditis［J］. J Am Coll Cardiol，2020，75（5）：467-478.

［4］Bayes-Genis A，Januzzi JL. The international ST2 consensus panel：introduction［J］. Am J Cardiol，2015，115（7）：1B-2B.

［5］Bonaca MP，Olenchock BA，Salem JE，et al. Myocarditis in the setting of cancer therapeutics：proposed case definitions for emerging clinical syndromes in Cardio-Oncology［J］. Circulation，2019，140（2）：80-91.

［6］ Friedrich MG, Sechtem U, Schulz-Menger J, et al. International consensus group on cardiovascular magnetic resonance In M. Cardiovascular magnetic resonance in myocarditis: A JACC White Paper ［J］. J Am Coll Cardiol, 2009, 53 (17): 1475 - 1487.

［7］ Kang Y, Xu X, Cheng L, et al. Two-dimensional speckle tracking echocardiography combined with high-sensitive cardiac troponin T in early detection and prediction of cardiotoxicity during epirubicine-based chemotherapy ［J］. Eur J Heart Fail, 2014, 16 (3): 300 - 308.

［8］ Mahmood SS, Fradley MG, Cohen JV, et al. Myocarditis in patients treated with immune checkpoint inhibitors ［J］. J Am Coll Cardiol, 2018, 71 (16): 1755 - 1764.

［9］ Motoki H, Koyama J, Nakazawa H, et al. Torsion analysis in the early detection of anthracycline-mediated cardiomyopathy ［J］. Eur Heart J-Card Img, 2012, 13 (1): 95 - 103.

［10］ Negishi K, Negishi T, Hare JL, et al. Independent and incremental value of deformation indices for prediction of trastuzumab-induced cardiotoxicity ［J］. J Am Soc Echocardiogr, 2013, 26 (5): 493 - 498.

［11］ Plana JC, Galderisi M, Barac A, et al. Expert consensus for multimodality imaging evaluation of adult patients during and after cancer therapy: a report from the American Society of Echocardiography and the European Association of Cardiovascular Imaging ［J］. Eur Heart J Cardiovasc Imaging, 2014, 15 (10): 1063 - 1093.

［12］ Sawaya H, Sebag IA, Plana JC, et al. Assessment of echocardiography and biomarkers for the extended prediction of cardiotoxicity in patients treated with anthracyclines, taxanes, and trastuzumab ［J］. Circ Cardiovasc Imaging, 2012, 5 (5): 596 - 603.

［13］ Zamorano JL, Lancellotti P, Rodriguez MD, et al. 2016 ESC position paper on cancer treatments and cardiovascular toxicity developed under the auspices of the ESC committee for practice guidelines: the task force for cancer treatments and cardiovascular toxicity of the European Society of Cardiology (ESC) ［J］. Eur J Heart Fail, 2017, 19 (1): 9 - 42.

第八章

关注肿瘤心脏病患者的心理问题

在我国，恶性肿瘤已成为农村居民第 2 位死因、城市居民的首要死因，恶性肿瘤疾病负担总体上呈上升趋势，给患者、家庭和社会造成了极大的痛苦和沉重的负担，也为患者、家属及临床工作者带来很多心理社会方面的挑战。

第一节　关注患者在不同疾病阶段出现的特定心理问题

临床医护人员需要关注患者在不同疾病阶段出现的不同心理问题，并进行积极的评估和应对。

一、疾病诊断初期

（一）疾病诊断初期的心理问题和应对

临床医师是患者和家属关于疾病信息的主要来源，特别是关于诊断、治疗和预后的信息。在疾病诊断初期，除了提供信息以外，有效的沟通过程包括解释、解决问题和了解患者的感受。医师需要敏锐地察觉到患者的情绪并提供心理支持，将患者作为个体而非疾病来对待，更容易被患者接受。

1. 信息沟通的内容

（1）及时告知患者或家属关于诊断、治疗、预后以及检查结果等重要信息。

（2）患者有足够的时间和医师讨论他（她）认为重要的事情。

（3）医师要询问患者，关于自己的病情，他（她）想要了解多少，以及希望谁来参与他（她）的治疗决策。

2. 信息沟通的方式

（1）鼓励提问，留给患者提问的机会。

（2）治疗选择以及每种选择的优劣最好能够提供给患者书面的资料，便于他（她）进一步考虑。

（3）沟通过程中关于治疗方案和过程的重要信息能够给予患者书面的资料，以免他们遗忘。

（4）以一种相对积极的方式告知患者病情。

3. 心理支持

（1）观察患者得知诊断后的情绪状况，对于过度紧张、焦虑或情绪抑郁的患者，及时转诊至心理科或精神科接受专业的评估和干预。

（2）对于诊断期的患者最常用的心理干预是支持性干预和教育性干预。

（二）告知坏消息的具体方法

目前在国际上有应用比较广泛的 2 种告知模式，一种是在西方国家运用较多的 SPIKES 模型（SPIKES model）（表 8 - 1）；另一种是在东方国家运用较多的 SHARE 模型（SHARE model）（表 8 - 2）。

表 8-1 SPIKES 模型

项目	具 体 内 容
设置（setting）	回顾一遍病例，认真考虑一下你准备告知信息的内容。选择一个安静而不会被打搅的房间，将通信设备调至静音。 如果有必要，可以让患者带一个和多个家属。 与患者面对面坐下来，平视患者，这样可以减轻他们的"白大衣综合征"
患者认知（patient's perception）	明确患者当前对病情和化验结果的理解程度，这样医师就能清楚患者对疾病的认识程度与实际情况间的差距。 简单的陈述："在我告诉你结果之前，我得确定我们对病情的掌握情况是一致的。那么，请你给我讲一下你对当前病情的了解。"
对信息的需求（information need）	在这个步骤中，要避免将大量信息和盘托出。 首先提问，"我现在能谈一下检查结果的情况吗?"当有家属在场时，这样的提问尤为重要。因为患者可能不愿意让家属知道。 有些患者（特别是晚期患者）可能不愿意听到详细的情况
提供知识（provide knowledge）	最好通过下述带有共情的陈述来让患者做好心理准备："我有一个不好的消息要告诉你。"而不至于太突兀。然后要用清楚的语言告诉患者这个消息，而且避免使用专业术语而造成误解。 虽然医师有时会设法让一个坏消息看起来没那么糟糕，但沟通过程中需要注意，保留部分信息或将错误信息告知患者，反而可能会导致患者丧失对医师的信任感。 在告知时要尽量做到诚恳、共情，也可以适时握住患者的手，表达对患者的关切。 避免引起患者产生恐慌的陈述
情感和情绪支持（responding to emotions with empathy）	当告知的消息很糟糕或是出乎意料时，患者往往会表现出一系列的情感和情绪反应，惊愕、哭泣、愤怒等。 不论患者出现什么样的情绪反应，医师都应表现出耐心和理解。如果患者痛苦不已，甚至哭泣，你可以靠上前去，递给患者纸巾。下列的陈述也会

续　表

项目	具 体 内 容
策略和总结（summary）	有帮助："我知道这件事在你的意料之外……"或者"能告诉我，你现在有什么想法吗?" 这些方法往往可以预防患者的情绪恶化，也会让患者感谢医师，并感到"医师是关心我的"。 如果再告诉患者"情况虽然不是太好，但是我们要一起努力战胜它。"也可以再次让患者相信医师对他的关切不会因为病情的变化而改变 一个策略可以为患者指明方向，帮助其减少因为对疾病和对未来的不确定而带来的紧张情绪。 鼓励患者带来一个家属或重要的人，这样患者因为紧张而没有记住的信息也可以得到传达。 应该和患者谈及这个消息对整个家庭的影响。"我不知道该怎样告诉我的孩子"是需要讨论的一个重要问题。 在告知坏消息后，一定要将你推荐的治疗计划告知患者。 永远都不要说"我们已经无能为力了"

表 8-2　SHARE 模型

项目	具 体 内 容
支持性环境的设定（supportive environment）	在保有隐私的场所进行（避免在病床旁边或楼道里，宜在面谈室进行）。设定充分的时间。 确保面谈不被中断（在传达坏消息时，不要接手机，事先静音，如果必须接听，须向患者和家属致歉）。 建议家属一同在场
坏消息的传达方式（how to deliver the bad news）	态度诚实、清楚易懂，仔细说明病情，包括疾病的诊断、复发或转移。 采用确定患者可以接受的说明方式。 避免反复使用"肿瘤"字眼。 用字遣词应格外谨慎，恰当地使用委婉的表达方式。例如，"接下来要说的是这几天你一直担心的问题"（停顿），"你准备好之后，我再继续说明"（停顿，

项目	具 体 内 容
	面向患者，视线停在患者身上，等待患者回应）。"我可以继续说吗?" 鼓励对方提问，并回答其问题
提供附加信息（additional information)	讨论今后的治疗方案。 讨论疾病对患者个人日常生活的影响。 鼓励患者说出疑惑或不安。 依照患者情况，适时提出替代治疗方案、备选意见（second opinion）或预后情形等话题
提供保证和情绪支持（reassurance and emotional support)	表现体贴、真诚、温暖的态度。 鼓励患者表达情感，当患者表达情感时，真诚的理解接受。 同时对家属与患者表达关心。 帮助患者维持求生意志。 对患者说"我会和你一起努力的"

二、积极治疗期的心理问题和应对

1. 手术治疗前后的心理问题和应对

（1）术前告知患者所要接受手术的细节信息。

（2）在术前告知患者术后大致的疼痛程度和时间，让患者对术后疼痛程度有比较准确的预期和适当的心理准备。教会患者运用调节呼吸、分散注意力、变换体位等方法放松身心和局部，掌握咳嗽或活动时保护伤口的方法，达到减轻疼痛的目的。最后，使其了解个体对疼痛的耐受性不同，强调疼痛较严重时可用止痛药物，不必担心成瘾。

（3）术前要与患者充分沟通，评估患者术前焦虑的程度，对于术前焦虑的患者要了解其焦虑的原因并给予帮助，必要时邀请心理科或精神科医师会诊。

（4）术后患者如果出现昼夜颠倒、意识障碍、幻觉、攻击冲动或嗜睡、认知功能障碍等表现要注意评估是否出现了谵妄症状，必要时要请心理科或精神科医师会诊，给予恰当的药物处理。

（5）术后出院前及术后第 1 次复查时要注意评估患者的焦虑、抑郁情绪，对于有焦虑、抑郁的患者要及早转诊至心理科或精神科接受干预。

（6）给患者提供必要的信息支持。如告知乳腺癌患者要从哪里可以获得义乳或乳房重建；对于有造口的患者，应告知从哪里可以获得造口袋以及应当如何护理造口。

2. 放射治疗的心理问题和应对

（1）对于放射治疗前的患者，要给予教育性干预以消除患者紧张、恐惧感。教育内容包括介绍放射治疗程序，带领患者参观放射治疗机房及放射治疗设备，讲解放射治疗可能出现的不良反应及其预防和处理的方法，说明治疗时坚持体位的重要性和单独留在室内的原因等，鼓励患者提问并予以耐心解释。

（2）评估患者放射治疗前焦虑的程度，对于放射治疗前焦虑的患者要了解其焦虑的原因并给予帮助，必要时邀请心理科或精神科医师会诊。

（3）关注放射治疗过程中患者出现的疼痛等不良反应，以及不良反应对患者睡眠和情绪的影响，给予相应的医疗或护理处理。如果患者出现失眠、情绪问题或疼痛控制不理想，可以邀请心理科或精神科医师会诊。

3. 化学治疗的心理问题和应对

（1）在化学治疗前向患者介绍化学治疗可能会引起的不良反应及应对策略。

（2）在化学治疗前教给患者肌肉放松技术以及图像引导性想象，以便在化学治疗过程中能够放松，避免过于关注化学治疗过程中的细节，预防预期性恶心、呕吐的发生。

（3）关注患者在化学治疗当中出现的不良反应，并及时给予医疗和护理方面的处理。

（4）如果患者在化学治疗过程中出现了失眠，焦虑、抑郁，预期性的恶心呕吐，常规药物难以控制的恶心呕吐可以邀请心理科或精神科医师会诊。

（5）化学治疗过程中医护人员要多与患者沟通，邀请患者提问并耐心回答问题，给予患者和家属鼓励和支持。

（6）对于年轻、未育的乳腺癌患者，在化学治疗前应询问其是否有生育方面的需求，给予信息支持或转诊至生育专家。

三、积极治疗结束后的心理问题和应对

1. 信息支持

（1）告诉患者在家里可以做些什么来促进康复。

（2）告诉患者治疗结束后的随访计划，最好提供书面的资料避免患者遗忘。

（3）给患者提供一些康复方面的资料（光盘、书籍、图片等）。

2. 心理支持

（1）关注患者的情绪，特别是在术后半年或1年内要评估患者的焦虑、抑郁情绪以及对疾病进展的恐惧程度，对于焦虑、抑郁或严重恐惧担忧的患者要转诊至心理科或精神科接受评估和干预。

（2）对于刚结束治疗进入康复期的患者，可以给予团体干预，旨在帮助患者获得康复知识，减轻焦虑、抑郁，提高生活质量，促进康复。

（3）告知患者如何加入癌症康复会或病友会等患者团体组织。

（4）对于乳腺癌、大肠癌和妇科肿瘤患者，医师在随访时可以主动询问患者性生活的恢复情况，提供信息支持，如果有必要转诊至心理科接受干预。

（5）如果患者在治疗后外貌有所变化（如脱发、水肿、乳房缺失、有造口等）应注意评估是否有体象障碍。

（6）可以询问患者的个人生活、夫妻关系以及家庭生活的恢复情况，如果发现患者在回归正常生活、夫妻关系以及家庭关系方面存在问题可以转诊至心理科或精神科接受夫妻及家庭干预。

四、疾病进展期的心理问题和应对

肿瘤进展期包括肿瘤复发、转移，一种治疗失败，出现新的并发症或者显著药物不良反应，以及出现任何其他需要关注的医学情况。疾病进展期，患者常常会出现显著的心理痛苦和情绪问题。

1. 告知坏消息

（1）建议借鉴 SPIKES 模型或 SHARE 模型的理论进行告知。

（2）告知过程中关注患者的情绪反应并给予共情的回应。

2. 信息支持

（1）告知患者和家属下一步可能的治疗选择，并详细分析每种治疗选择的优劣。

（2）鼓励患者和（或）家属说出自己的担忧和顾虑，就他们关注和担心的问题予以充分讨论。

3. 症状控制

（1）关注并及时、妥当处理患者出现的躯体症状。

（2）鼓励患者在有躯体症状出现的时候及时与医疗团队沟通。

（3）关注并及时、妥当处理患者出现的精神症状。

4. 心理支持

（1）建议使用心理痛苦温度计（distress thermometer，DT）评估患者的心理痛苦的等级和来源。如果心理痛苦得分≥4 分，且主要由情绪问题引起可以转诊至心理科或精神科。

（2）主动询问患者的感受，鼓励其表达情绪，并给予共情的反应。

（3）可以推荐患者接受针对晚期恶性肿瘤患者的支持-表达

治疗、意义为中心的治疗。

五、生命终末期

1. 信息支持

（1）真诚地与患者沟通病情和预后，让患者对自己的生存期有合理的预估，告知坏消息时依然推荐参考 SPIKES 模型或 SHARE 模型。

（2）告知患者目前有哪些治疗的选择，以及不同的治疗选择会如何影响其生命长度和生活质量。

（3）邀请患者提问，参与讨论以重新设定生命终末期的照护目标。

（4）可与患者和家属讨论预立遗嘱的事宜，包括呼吸机的使用，心肺复苏和重症监护。

2. 症状控制

（1）注意评估患者疼痛、疲劳等躯体症状。

（2）以姑息治疗为主，最大限度地缓解患者的躯体症状。

（3）进行舒适护理，让患者最大限度地感到舒适。

3. 心理支持

（1）以共情的方式对待患者，帮助他们修改不切实际的目标，鼓励患者维持着可以达成的希望，并帮助患者实现，例如和家属共度一段美好的时光，会见亲密的朋友等。

（2）推荐意义中心疗法和尊严疗法。

（3）患者的生命进入终末期，配偶和家属的陪伴会是心理痛苦的缓冲剂，因此也可以给予夫妻干预或家庭干预来促进相互支持，共同面对即将到来的死亡。

（4）询问患者是否有未完成的心愿，以及对自己死亡和死后事宜的安排。在临终和告别方面给患者一些支持，让他们和家属更好地进行这些方面的交流。

第二节　肿瘤心脏病患者常见心理 （精神）症状的筛查工具

　　所有的肿瘤心脏病临床医师都应该建立自己的转诊体系，为患者提供心理支持和关怀。在许多发达国家和地区，他们的治疗团队往往包括精神科医师、临床心理师、社会工作者。具有丰富专业知识和经验的社工能够为患者提供咨询服务，专业的心理治疗师可以为患者进行适当的心理干预，而精神科医师则能为肿瘤患者诊治过程中出现的精神症状提供及时治疗。

　　肿瘤心脏病患者的心理（精神）症状筛查工具可以帮助临床医师快速识别心理（精神）症状，及时提供心理支持和有效转诊。

一、心理痛苦

　　1. 心理痛苦（distress）的定义　由多种因素影响下的不愉快的情绪体验，包括心理上（认知、行为、情绪）、社会上或灵性层面的不适。痛苦症状是一个连续谱系，轻者可表现为正常的悲伤、恐惧，重症可表现为精神障碍，如焦虑、抑郁、惊恐发作、社会孤立感，以及生存和灵性的危机。恶性肿瘤患者出现心理痛苦很常见，在一些存在高危因素的患者中更常见。心理痛苦会导致患者的生活质量更差，治疗依从性变差，预后更差。

　　2. 心理痛苦的评估工具　DT 是一个单条目的痛苦自评工具（图 8-1）。0 分 = 没有痛苦，10 分 = 极度痛苦，得分≥4 分显示患者存在中度到重度痛苦。问题列表（problem list，PL）包括围绕肿瘤患者出现 5 个主要方面的问题：①实际问题（经济、照顾家庭、交通等）；②交往问题（与家属、朋友、邻居、医护人员等的沟通）；③情绪问题（悲伤、注意力不集中、失眠等）；④躯体问题（便秘、恶心、呕吐等常见临床症状）；⑤宗教信仰

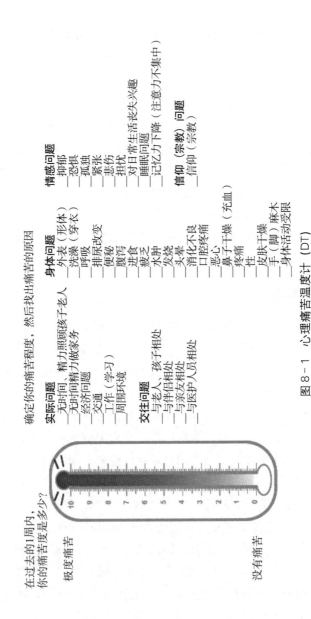

图 8-1 心理痛苦温度计（DT）

问题。PL 是 DT 在筛查痛苦程度之外的有效补充。

　　推荐临床医师对每位肿瘤患者在就诊前使用心理痛苦温度计，来发现其心理痛苦程度。对 DT 得分≥4 分或存在显著中至重度心理痛苦的患者，临床医师或护士应对其做进一步的评估，并在必要时向精神（心理）科转诊。而对于 DT 得分在 4 分以下或存在轻度心理痛苦的患者，可由肿瘤临床医护人员继续观察，并努力发掘患者身边可利用的支持性资源，如亲人、朋友等，帮助他们缓解痛苦。

二、焦虑和抑郁

　　1. 广泛性焦虑自评量表　广泛性焦虑自评量表（general anxiety disorder-7，GAD‐7）包含 7 个条目，每个条目评分为 0～3 分（表 8‐3）。5 分≤总分<10 分、10 分≤总分<15 分和总分≥15 分，分别代表轻、中和重度焦虑。总分≥10 分者建议向精神（心理）科转诊，进行进一步的专科评估和干预。5 分≤总分<10 分者可以继续观察，对其提供心理支持，随时复测。

表 8‐3　广泛性焦虑自评量表

根据过去 2 周的状况，请你回答是否存在下列描述的状况及频率，请看清楚问题后在符合你的选项前的数字上面画√			
	完全不会	好几天	超过 1 周	几乎每天
1. 感觉紧张，焦虑或急切	0	1	2	3
2. 不能够停止或控制担忧	0	1	2	3
3. 对各种各样的事情担忧过多	0	1	2	3
4. 很难放松下来	0	1	2	3
5. 由于不安而无法静坐	0	1	2	3
6. 变得容易烦恼或急躁	0	1	2	3

续 表

	完全不会	好几天	超过1周	几乎每天
7. 感到似乎将有可怕的事情发生而害怕	0	1	2	3

2. 患者健康问卷-9 患者健康问卷-9（patient health questionnaire-9，PHQ-9）内容简单且操作性强，被广泛用于抑郁症状的筛查和评估。包含9个条目，每个条目评分为0~3分（表8-4）。5分≤总分<10分、10分≤总分<15分和总分>15分，分别代表轻、中和重度抑郁。总分≥10分者建议向精神心理科转诊，进行进一步的专科评估和干预。5分≤总分<10分可以继续观察，对其提供心理支持，随时复测。

表8-4 患者健康问卷-9

根据过去2周的状况，请你回答是否存在下列描述的状况及频率，请看清楚问题后在符合你的选项前的数字上面画√

	完全不会	好几天	超过1周	几乎每天
1. 做事时提不起劲或没有兴趣	0	1	2	3
2. 感到心情低落、沮丧或绝望	0	1	2	3
3. 入睡困难、睡不安稳或睡眠过多	0	1	2	3
4. 感觉疲倦或没有活力	0	1	2	3
5. 食欲不振或吃太多	0	1	2	3
6. 觉得自己很糟糕或很失败，或让自己和家人失望	0	1	2	3
7. 对事物专注有困难，例如阅读报纸或看电视时	0	1	2	3

续 表

	完全不会	好几天	超过1周	几乎每天
8. 动作或说话速度缓慢到别人 已经察觉，或正好相反—— 烦躁或坐立不安、动来动 去的情况更胜于平常	0	1	2	3
9. 有不如死掉或用某种方式 伤害自己的念头	0	1	2	3

3. 谵妄　谵妄（delirium）是恶性肿瘤患者，特别是晚期恶性肿瘤患者常见的一种精神症状。它是一种短暂的，通常可以恢复的，以认知功能损害和意识水平下降为特征的脑器质性综合征，通常急性发作，多在晚间加重，持续数小时到数天不等。

（1）谵妄评估方法简易版（the confusion assessment method，CAM‐S）是简单易行的谵妄筛查量表，只有4个条目，每个条目评分为0～2分（表8‐5）。总分0分为正常，1分为轻度谵妄，2分为中度谵妄，3～7分为重度谵妄。3分以上需要请精神科会诊处理。

表8‐5　谵妄评估方法简易版（CAM‐S）

	没有	轻度	显著
1. 急性发作和波动性病程 家庭成员、照料者或护士提供：患者的精神状态 是否是急性改变？ 在一天中患者行为是否反复进行（如行走）？精 神状态是加重还是减轻？	0	1	2
2. 注意障碍 （请患者按顺序说出21～1的所有单数） 患者是否很难集中注意力（如易转移话题、很难 保持说话的主题）？	0	1	2

	没有	轻度	显著
3. 思维紊乱 患者思维紊乱，如话语分散或谈话不切主题、不 清楚或无逻辑性、突然改换话题	0	1	2
4. 意识水平的改变 患者的意识水平是怎样的? 清醒、警觉（对环境刺激高度警惕、过度敏感）， 嗜睡（瞌睡但易于唤醒）、昏睡（难以唤醒）、昏 迷（不能唤醒）	0	1	2

（2）护理谵妄筛查量表（nursing delirium screening scale,
Nu‑DESC）常用于围手术期谵妄筛选，其最大的特征是便携性
和易用性，利用与患者简单交流得到的信息就能完成评估，适用
于护理人员对住院患者的日常评估，但敏感性和特异性略低。量
表共5个条目，每个条目根据患者症状的严重程度不同逐级评
分。0分表示不存在，1分表示轻度，2分表示中、重度。每8h
对患者进行一次评分，分值是患者8h内症状的总体性描述。根
据每类症状的严重程度打分后，最后将各个条目的得分汇总（表
8‑6）。总分≥2分即为谵妄阳性，需要精神科会诊处理。

表8‑6　护理谵妄筛查量表（Nu‑DESC）

时间段 检查时间症状	0:00～ 8:00	8:00～ 16:00	16:00～ 24:00
1. 定向障碍 言语或行为上表现为分不清时间或地点 或周围其他人的身份			
2. 行为异常 患者的行为与其所处场合和（或）本人 身份不相称； 例如在不允许的情况下，仍然拉扯身上			

续　表

检查时间症状　　　时间段	0:00~ 8:00	8:00~ 16:00	16:00~ 24:00
的导管或敷料。或者试图下床以及类似行为			
3. 言语交流异常 患者的言语交流与所处环境和（或）本人身份不相称，表现为语无伦次、缄默，以及发表荒谬或莫名其妙的讲话			
4. 错觉、幻觉 看见或听见不存在的事物扭曲			
5. 精神运动性迟缓 反应迟钝，无或少有自发活动（言语），例如患者对针刺反应迟钝和（或）不能被唤醒			
总分			

（刘文娟）

📖 **参考文献**

［1］中国抗癌协会肿瘤心理学专业委员会. 中国肿瘤心理治疗指南［M］. 人民卫生出版社，2016.

［2］张叶宁，张海伟，宋丽莉，等，心里痛苦温度计在中国恶性肿瘤患者心里痛苦筛查中的应用［J］. 中国心理卫生杂志. 2010，24（12）：897－902.

［3］Barry D，Linda E，Carlson A. Commentary on effects of screening for psychological distress on patient outcomes in cancer：a systematic review［J］. J Psychosom Res，2013，75：18－19.

［4］Fujimori M，Uchitomi Y. Preferences of cancer patients regarding communication of bad news：a systematic literature review［J］. Jpn J Clin Oncol，2009，39：201－216.

［5］Lelorain S，Bredart A，Dolbeault S，et al. A systematic review of the associations between empathy measures and patient outcomes in cancer care [J]. Psycho-Oncol，2012，21：1255‒1264.

[6] Pang Y，Tang L，Goelz T，et al. Breaking bad news in China：implementation and comparison of two communication skills training courses in oncology [J]. Psycho-Oncol，2015，24：608‒611.

第九章

抗肿瘤药物的心血管毒性

人们最初认识抗肿瘤药物的心血管毒性是从蒽环类化学治疗药物开始的，过去习惯将抗肿瘤药物导致的心力衰竭分为Ⅰ型（不可逆型）和Ⅱ型（可逆型）。随着肿瘤心脏病学的发展，抗肿瘤药物导致的心血管毒性越来越得到重视。我们认识到抗肿瘤药物不仅可导致心力衰竭，还可以导致心律失常、心肌缺血、瓣膜病变等多种类型的心血管毒性。近10年来，多种靶向治疗药物应用于肿瘤的治疗。这些药物也会导致心血管毒性，比如抗血管生成抑制剂导致的高血压、动静脉血栓，酪氨酸激酶抑制剂导致的QT间期延长等都引起了临床关注。近3年来，免疫治疗成为肿瘤治疗的新趋势，免疫检查点抑制剂引起的心肌炎又成为抗肿瘤药物心血管毒性的新挑战。对抗肿瘤药物心脏毒性机制的探讨和临床防治是肿瘤科医师和心内科医师长久的话题。

本章主要介绍临床常用的化学治疗药物、靶向治疗药物、免疫治疗药物的心血管毒性的发生机制，临床表现和防治措施。

第一节　化学治疗药物的心血管毒性

一、作用于DNA化学结构的药物

1. 烷化剂　代表药物：环磷酰胺、异环磷酰胺。

（1）适应证：恶性淋巴瘤、白血病、乳腺癌、卵巢癌、睾丸癌、软组织肉瘤、骨肉瘤、鼻咽癌、膀胱癌、神经母细胞瘤等。

（2）毒性机制：①毒性代谢产物丙烯醛可在心肌细胞中形成细胞质和核蛋白加合物，从而导致心脏损害；丙烯醛还会与赖氨酸形成加合物，与谷胱甘肽发生反应，引起氧化应激。②环磷酰胺或其代谢产物会诱导心肌细胞中氧自由基的产生，导致心肌细胞膜脂质过氧化和心肌线粒体 DNA 的损伤。

（3）临床表现：①环磷酰胺的心脏毒性相对较少，主要见于骨髓移植前接受高剂量的患者，心力衰竭通常在给药后几天内发生。②环磷酰胺的心脏毒性可以表现为急性和慢性，在用药 1～3 周甚至数年后反映出来。

（4）防治措施：①心脏毒性的监测。用药期间定期心脏评估，对有高危因素的肿瘤患者，如有高血压、原有心血管疾病、年龄＞65 岁的患者，心脏毒性的预防更加重要。②心脏毒性的治疗。对症治疗。

2. 蒽环类　代表药物：多柔比星、表柔比星、吡柔比星。

（1）适应证：急性白血病、恶性淋巴瘤、软组织肿瘤、乳腺癌、消化道肿瘤、头颈部恶性肿瘤、泌尿生殖系统肿瘤等。

（2）毒性机制：①蒽环类药物螯合铁离子后触发氧自由基（尤其是羟自由基）生成，后者导致心肌细胞膜脂质过氧化和心肌线粒体 DNA 的损伤。②相对于其他细胞，蒽环类药物具有亲心肌特性，更易在心肌细胞停留，而心脏组织缺少过氧化氢酶，抗氧化活性较弱。③心肌细胞富含线粒体，是产生活性氧的根源；蒽环类药物对于心磷脂的亲和力较高，可进入线粒体，结合心磷脂从而抑制呼吸链，造成心脏损伤。

（3）临床表现：①蒽环类药物导致的心脏毒性可以分为急性、慢性和迟发性。②急性心脏毒性在给药后的几小时或几天内发生，常表现为心脏传导紊乱和心律失常，极少数病例表现为心包炎和急性左心力衰竭竭。③慢性心脏毒性在用药后 1 年内发生，表现为左心功能不全，最终可导致心力衰竭。④迟发性心脏毒性在用药后数年发生，可表现为心力衰竭、心肌病及心律失常等。

（4）防治措施：①心脏毒性的监测。用药期间至少每 3 个月进行一次心脏评估，检查生物标志物如 cTn（特异性较高，能监测早期毒性）、BNP（判断心力衰竭及其严重程度的客观指标）、心肌酶谱、心电图、超声心动图。②心脏毒性的预防。对有高危因素的肿瘤患者，如有高血压、原有心血管疾病、年龄＞65 岁的患者，对蒽环类药物心脏毒性的预防更加重要。右雷佐生对接受蒽环类药物治疗的患者具有心脏保护作用，可用于预防蒽环类药物心脏毒性。限制蒽环类药物的累积剂量、改变给药方法、使用脂质体蒽环类药物可以减少心脏毒性。③心脏毒性的治疗。对症治疗为主，心力衰竭时常规联用 ACEI、ARB、β 受体阻滞剂、心脏保护剂。

3. 铂类　代表药物：顺铂、卡铂、奥沙利铂。

（1）适应证：肺癌、卵巢癌、膀胱癌、头颈部鳞癌、生殖细胞瘤、骨肉瘤、神经母细胞瘤、食管癌、间皮瘤、大肠癌等。

（2）毒性机制：①心肌细胞能量代谢旺盛，较其他细胞具有更多的线粒体，铂会造成心肌细胞能量代谢障碍。②铂激活的内源性线粒体凋亡通路也是心肌细胞损伤的机制之一。③顺铂尤其可以激活花生四烯酸途径，损害血管内膜，增强血小板聚集，从而形成血栓。

（3）临床表现：①铂类药物的心脏毒性与剂量、浓度相关，分为急性心脏毒性和慢性心脏毒性。②铂类药物的急性心脏毒性表现为患者在给药后短期内出现胸痛、心悸、心肌梗死、血压升高以及血流动力学紊乱等一系列表现。心电图可见改变，如节律和速率的改变，出现期前收缩以及 ST 段升高或降低，QT 间期延长等。③铂类药物的慢性心脏毒性主要表现在剂量累积产生的慢性心功能不全、冠心病、心肌梗死、心绞痛、左心舒张功能障碍等。

（4）防治措施：①心脏毒性的监测。用药期间定期进行心脏评估。②心脏毒性的治疗。对症治疗。

4. 抗生素类　代表药物：丝裂霉素、博莱霉素。

（1）适应证：头颈部肿瘤、消化道肿瘤、皮肤癌、宫颈癌、膀胱肿瘤、恶性淋巴瘤、神经胶质瘤、阴茎癌、外阴癌等。

（2）毒性机制：不明。

（3）临床表现：①博莱霉素的主要心血管毒性为心包炎、冠状动脉疾病、外周动脉血栓栓塞、心肌梗死，也可能表现为急性胸痛综合征。②丝裂霉素可能导致慢性心力衰竭，累积剂量 $30\,mg/m^2$ 后风险会增加。

（4）防治措施：①心脏毒性的预防与监测。对有心血管疾病风险因素的患者需加强监测。②心脏毒性的治疗。对症治疗。

二、影响核酸合成的药物

1. 二氢叶酸还原酶抑制剂　代表药物：甲氨蝶呤、培美曲塞。

（1）适应证：急性白血病、恶性葡萄胎、绒毛膜上皮癌、乳腺癌、恶性淋巴瘤、头颈部癌、肺癌、成骨肉瘤等。

（2）毒性机制：不明。

（3）临床表现：此类药物心脏相关不良反应较少。已报道的相关心脏毒性包括心功能不全、心动过缓、心律不齐、心肌缺血等。

（4）防治措施：密切监测。

2. 胸腺核苷合成酶抑制剂　代表药物：氟尿嘧啶、卡培他滨、替加氟。

（1）适应证：消化道肿瘤、乳腺癌、肺癌、宫颈癌、卵巢癌、皮肤癌、鼻咽癌等。

（2）毒性机制：①氟尿嘧啶可直接损伤血管内皮，导致内皮细胞功能损伤，增加细胞的氧化应激反应，造成细胞内皮凋亡。内皮细胞损伤也可诱发血小板聚积，形成微血栓。②氟尿嘧啶可引起冠状动脉血管痉挛，造成心肌缺血，甚至心肌梗死。

（3）临床表现：①氟尿嘧啶常见的心脏毒性表现为心绞痛，其他常见的症状包括心悸、呼吸困难、血压变化（高血压或低血压）、心肌梗死、心肌炎、充血性心力衰竭和可逆性心肌病等。②严重的氟尿嘧啶诱导的心脏毒性表现包括快速性心律失常（室上性和室性心动过速）、冠状动脉夹层、心源性休克等。

（4）防治措施：①心脏毒性的预防。基础心脏病、高血压是与以卡培他滨为基础的化学治疗心脏毒性相关的重要危险因素，对此类患者应积极治疗合并症，积极监测心脏相关指标。②心脏毒性的监测。使用此类化学治疗药物应密切监测心电图、心肌标志物、超声心动图等，必要时可行冠状动脉造影术。根据检查结果及时调整用药。③心脏毒性的治疗。对症治疗为主，目前尚未有药物能特异性预防此类药物的心脏毒性。如出现心绞痛，应立即使用抗心绞痛药物，如硝酸甘油。确诊血栓形成后应使用阿司匹林等药物来治疗。心力衰竭时常规联用 ACEI、ARB 和 β 受体阻滞剂、心脏保护剂。可以考虑使用曲美他嗪、左卡尼汀、辅酶 Q10 等保护心脏。

3. DNA 多聚酶抑制剂　代表药物：阿糖胞苷、吉西他滨。

（1）适应证：阿糖胞苷主要用于治疗急性非淋巴细胞白血病、急性淋巴细胞白血病、慢性髓细胞白血病（急变期）、儿童非霍奇金淋巴瘤、鞘内应用预防和治疗脑膜白血病。吉西他滨主要用于治疗局部晚期或转移性非小细胞肺癌、局部晚期或转移性胰腺癌晚期尿路上皮癌等。

（2）毒性机制：不明。

（3）临床表现：此类药物导致心脏毒性较少，病例报道可见心律失常、急性心肌梗死、心包炎、室上性心动过速等。

（4）防治措施：密切监测心肌标志物、心肌酶谱、心电图、超声心动图。如出现心脏毒性应进行对症治疗。

三、影响 DNA 复制的拓扑异构酶抑制剂

拓扑异构酶抑制剂的代表药物：伊立替康、拓泊替康、依托泊苷、替尼泊苷、羟喜树碱。

（1）适应证：伊立替康用于治疗晚期大肠癌。托泊替康用于治疗小细胞肺癌，卵巢癌；羟喜树碱、依托泊苷和替尼泊苷多用于治疗恶性淋巴瘤、白血病、消化道肿瘤、肺癌、膀胱癌；依托泊苷对恶性生殖细胞瘤、神经母细胞瘤、横纹肌肉瘤、卵巢癌有效。

（2）毒性机制：不明。

（3）临床表现：此类药物心脏相关不良反应较少。

（4）防治措施：密切监测。

四、主要作用于有丝分裂 M 期干扰微管蛋白合成的药物

1. 紫杉类　代表药物：紫杉醇、多西他赛。

（1）适应证：乳腺癌、非小细胞肺癌、卵巢癌、头颈部癌、食管癌、胃癌、宫颈癌等。

（2）毒性机制：不明。

（3）临床表现：紫杉类药物可导致低血压、心动过缓。尽管发生率较低，但仍有可能出现心律失常［包括室性（室上性）心动过速、二联律、完全性房室传导阻滞、偶发心房颤动］、高血压、心肌梗死、静脉血栓、心力衰竭。

（4）防治措施：①心脏毒性的预防与监测。紫杉醇与蒽环类药物联合使用可增强心脏毒性，建议在紫杉醇之前停用蒽环类药

物。使用紫杉类药物应在基线时以及治疗期间进行心电图监测。②心脏毒性的治疗。对症治疗为主，目前尚未有药物能特异性预防此类药物的心脏毒性。

2. 长春碱类　代表药物：长春新碱、长春瑞滨、长春酰胺。

（1）适应证：肺癌、乳腺癌。长春碱、长春新碱、长春酰胺还可用于治疗恶性淋巴瘤、消化道肿瘤、生殖细胞肿瘤、黑色素瘤等。

（2）毒性机制：不明。

（3）临床症状：可见心肌梗死，很少观察到高血压及有心电图改变的心绞痛及心肌梗死，偶见变异性心绞痛及可逆转的心电图改变。

（4）防治措施：密切监测。

第二节　靶向治疗药物的心血管毒性

一、单克隆抗体

1. CD20 靶点　代表药物：利妥昔单抗。

（1）适应证：滤泡性中央型淋巴瘤，弥漫大 B 细胞性非霍奇金淋巴瘤。

（2）毒性机制：不明。

（3）临床表现：输注该药的患者中，有不到 1％的患者发生心律失常和心绞痛，不到 0.1％的患者发生急性输注相关死亡。无远期心脏毒性。

（4）防治措施：用药前预处理，用药时加强监护。

2. HER2 靶点　代表药物：曲妥珠单抗、帕妥珠单抗。

（1）适应证：乳腺癌、胃癌。

（2）毒性机制：该类药物相关心脏毒性与 HER2 的阻断有

关，可能导致心肌细胞功能障碍。

（3）临床表现：①最常表现为无症状性 LVEF 下降，较少表现为临床心力衰竭。②曲妥珠单抗相关的心脏毒性与药物累积剂量无关。

（4）防治措施：①心脏毒性监测。治疗开始前评估心脏功能（心电图、超声心动图、心肌酶谱、cTn 等），治疗中定期随访心脏功能（至少 3 个月一次）。②心脏毒性防治。蒽环类药物不能和曲妥珠单抗、帕妥珠单抗同时使用。如果 LVEF 较治疗前绝对数值下降≥16%，或者低于正常值范围并且较治疗前绝对值下降≥10%，则暂停 4 周，并在 4 周后重新评估 LVEF。如果 LVEF 依然低于上述水平，则应中止曲妥珠单抗治疗。如果患者在接受曲妥珠单抗时存在症状性心力衰竭，则应中止曲妥珠单抗治疗，给予对症处理。

3. 表皮生长因子受体（epidermal growth factor receptor，EGFR）靶点　代表药物：西妥昔单抗、尼妥珠单抗。

（1）适应证：大肠癌、鼻咽癌。

（2）毒性机制：无。

（3）临床表现：无心脏毒性报道。

4. VEGF 靶点　代表药物：贝伐珠单抗。

（1）适应证：大肠癌、肺癌等。

（2）毒性机制：①VEGF 可以调控具有血管舒张作用的一氧化氮的生成，通过产生新血管而降低血管阻力，对血管稳态的维持起着重要作用。VEGF 信号传导的抑制会导致高血压。②接受 VEGF 抑制剂治疗的患者的血栓栓塞风险增加，其病理生理学基础可能是：肿瘤相关内皮细胞被扰乱，内皮从自然抗凝状态转为促血栓形成状态，继而介导肿瘤患者的全身凝血过程激活，而肿瘤患者本就因基础疾病更易发生血栓栓塞。

（3）临床表现：①高血压。所有的抗血管生成的靶向治疗药物均会导致高血压，高血压风险呈剂量依赖性。②动脉和静脉血栓栓塞。接受贝伐珠单抗治疗，动脉血栓栓塞风险增加；贝伐珠单抗与静脉血栓栓塞之间的关系不明确。

（4）防治措施：①高血压的监测与管理。预先存在的高血压没有得到有效控制前，避免启动治疗。降压的总体目标血压＜140/90 mmHg，理想目标血压＜130/80 mmHg，具体目标血压根据临床情况个体化。与一般人群相比，考虑到抗肿瘤治疗的紧迫性，宜较早的启动降压药物治疗和联合治疗方案，不必等到生活方式调整或单药充分起效后。根据高血压防治指南中特殊适应证和禁忌证选择优先应用的降压药物，努力寻找血压与抗肿瘤药物剂量之间的平衡点。②动脉和静脉血栓栓塞。治疗期间出现任何 3 级或以上级别的新发或加重的动脉血栓栓塞，停用贝伐珠单抗。接受贝伐珠单抗的患者发生静脉血栓栓塞，及时诊断和治疗至关重要。

二、小分子酪氨酸激酶抑制剂

1. EGFR 靶点　代表药物：吉非替尼、厄洛替尼、埃克替尼、阿法替尼、达可替尼、奥希替尼。

（1）适应证：肺癌。

（2）毒性机制：①阿法替尼对左心功能影响与抑制 EGFR 有关。②奥希替尼可引起心脏的复极化延长，表现为 QT 间期延长。

（3）临床表现：①奥希替尼可导致 QT 间期延长，QT 间期延长的风险与用药剂量相关。②奥希替尼可导致心力衰竭。③阿法替尼可能加重原有的心脏左心功能不全。

（4）防治措施：①评估同时使用的药物中是否有与 QT 间期延长相关的药物。有 QT 间期延长史，使用抗心律失常药物，以及有既存的相关心脏病、心动过缓或电解质紊乱的患者更容易发生 QT 间期延长。②对于存在心脏基础疾病的患者定期监测，及时停药。

2. HER2 靶点　代表药物：拉帕替尼。

（1）适应证：乳腺癌。

（2）毒性机制：同曲妥珠单抗。

（3）临床表现：①左心收缩功能下降，发生率低于曲妥珠单抗。②QT 间期延长。

（4）防治措施：同曲妥珠单抗。

3. ALK（或含 ROS1）靶点　代表药物：克唑替尼、赛瑞替尼、阿来替尼。

（1）适应证：肺癌。

（2）毒性机制：引起心脏的复极化延长，表现为 QT 间期延长。

（3）临床表现：①QT 间期延长，与用药剂量相关。②心动过缓，与用药剂量相关。

（4）防治措施：①评估同时使用的药物中是否有与 QT 间期延长相关的药物和导致心动过缓的药物。有 QT 间期延长史，使用抗心律失常药物，以及有既存的相关心脏病、心动过缓或电解质紊乱的患者更容易发生 QT 间期延长。②考虑药物导致的 QT 间期延长或心动过缓可根据说明书调整剂量或停用。

4. VEGF 靶点（含其他靶点）　代表药物：索拉非尼、瑞戈非尼、仑伐替尼、阿帕替尼、安罗替尼、舒尼替尼、呋喹替尼、阿昔替尼、帕唑帕尼。

（1）适应证：用于治疗多种肿瘤，包括肾细胞癌、肝细胞癌、胃肠道间质瘤、甲状腺癌、胰腺神经内分泌肿瘤、软组织肉瘤、难治性慢性髓系白血病和大肠癌等。

（2）毒性机制：①VEGF 信号传导的抑制会导致高血压，机制同贝伐珠单抗。②接受血管生成抑制剂治疗的患者的血栓栓塞风险增加，机制同贝伐珠单抗。③抗血管生成酪氨酸激酶抑制剂治疗导致心肌损伤的机制不明，舒尼替尼和索拉非尼的心脏毒性可能与"脱靶病理生理学"有关。④心脏的复极化延长，表现为QT间期延长。QT间期的延长可与潜在致死性心律失常相关。

（3）临床表现：①高血压。所有的抗血管生成的靶向治疗药物均会导致高血压。高血压风险呈剂量依赖性。②动脉和静脉血栓栓塞。接受阻断VEGF信号传导的抗血管生成酪氨酸激酶抑制剂治疗的患者，其动脉血栓栓塞风险增加；酪氨酸激酶抑制剂与静脉血栓栓塞之间的关系不明确。③左心功能不全。部分患者表现为无症状的LVEF下降，少数患者发生心力衰竭。④QT间期延长与心律失常。QT间期延长的风险与用药剂量相关。

（4）防治措施：①高血压的监测与管理。同贝伐珠单抗。②动脉和静脉血栓栓塞的监测和管理。不建议在6～12个月内发生过严重心血管事件的患者中应用抗血管生成酪氨酸激酶抑制剂。对于高风险患者（如有动脉血栓栓塞既往史），考虑给予低剂量的阿司匹林。在治疗期间发生动脉血栓栓塞，停止抗血管生成酪氨酸激酶抑制剂治疗，同时应按照常规治疗对动脉血栓栓塞进行处理。接受抗血管生成治疗的患者发生静脉血栓栓塞，及时诊断和治疗至关重要。③左心功能不全的监测和管理。对于老年患者及有既往心血管疾病病史或蒽环类药物用药史的患者进行基线LVEF评估。对出现心脏毒性的患者暂停使用抗血管生成酪氨酸激酶抑制剂，如果心脏事件不严重且患者已从心脏事件中恢复，在有临床受益证据的情况下考虑重新开始给予此类药物。④QT间期延长的监测与管理。评估同时使用的药物中是否有与QT间期延长相关的药物。有QT间期延长史，使用抗心律失常药物，以及有既存的相关心脏病、心动过缓或电解质紊乱的患者更容易发生QT间期延长。

5. Kit，BCR – ABL 靶点　代表药物：伊马替尼、达沙替尼、尼洛替尼。

（1）适应证：费城染色体阳性慢性髓性白血病、胃肠道间质瘤等。

（2）毒性机制：不明。

（3）临床表现：尼洛替尼、达沙替尼可导致 QT 间期延长。达沙替尼可导致心力衰竭、舒张功能障碍、致命性心肌梗死和（或）左心功能不全。达沙替尼可致肺动脉高压风险增加。

（4）防治措施：加强监测，及时停药，对症治疗。

6. mTOR 靶点　代表药物：依维莫司。

（1）适应证：肾细胞癌、神经内分泌癌等。

（2）毒性机制：不明。

（3）临床表现：罕见心力衰竭、心包积液。

（4）防治措施：加强监测。

7. BTK 抑制剂　代表药物：伊布替尼。

（1）适应证：套细胞淋巴瘤、慢性淋巴细胞白血病等。

（2）毒性机制：不明。

（3）临床表现：心律失常：主要为室性快速性心律失常。

（4）防治措施：加强监测，及时停药。

8. HDAC 抑制剂　代表药物：西达本胺。

（1）适应证：T 细胞淋巴瘤。

（2）毒性机制：不明。

（3）临床表现：罕见心源性猝死。

（4）防治措施：严重心功能不全患者禁用。

9. 蛋白酶体抑制剂　代表药物：硼替佐米、伊沙佐米。

（1）适应证：多发性骨髓瘤、套细胞淋巴瘤。

（2）毒性机制：不明。

（3）临床表现：①低血压。整个治疗期间均可能发生。②发生心力衰竭或恶化，LVEF 降低。

（4）防治措施：①低血压。需加强监测，对症处理。②心力衰竭。加强监测，及时停药，对症处理。

10. 抑制肿瘤血管生成　代表药物：沙利度胺、来那度胺。

（1）适应证：多发性骨髓瘤。

（2）毒性机制：生物学效应广泛，如免疫调节、改变黏附分子和细胞因子的表达以及抑制血管生成可能与静脉血栓栓塞高发生率有关。

（3）临床表现：①缺血性心脏病，包括心肌梗死和卒中。②心动过缓。③低血压反应。④动脉血栓栓塞和静脉血栓栓塞。沙利度胺与糖皮质激素或细胞毒药物联用时，静脉血栓栓塞的风险显著增加。

（4）防治措施：①对于缺血性心脏病，心动过缓需加强监测，可能需要调整剂量或者停药。②根据患者危险因素进行分层，决定是否需要药物预防静脉血栓栓塞。

11. BRAFV600 靶点　代表药物：维莫非尼。

（1）适应证：黑色素瘤。

（2）毒性机制：不明。

（3）临床表现：QT 间期延长。

（4）防治措施：该药不能用于有先天性长 QT 综合征的患者，不能用于正在使用可延长 QT 间期的其他药物的患者。治疗前以及剂量调整后监测心电图和电解质。对于开始治疗的患者，推荐在第 15 天进行心电图检查，并在治疗的最初 3 个月每月检查 1 次，以后每 3 个月检查 1 次。如果 QT 间期超过 500 ms，应暂时停止治疗，检查有无电解质紊乱，并予以纠正。

12. PARP 抑制剂　代表药物：奥拉帕利。

（1）适应证：卵巢癌、乳腺癌、胰腺癌、前列腺癌。

（2）毒性机制：无。

（3）临床表现：无报道。

第三节 免疫治疗药物的心血管毒性

人体免疫系统是保护机体不受外界疾病侵袭的关键保障。肿瘤的免疫治疗就是通过增强机体的免疫反应或利用各种方法刺激机体免疫系统反应来抵抗肿瘤细胞。近年来，国内外肿瘤的免疫治疗被认为是继手术、放射治疗、化学治疗之后，对肿瘤有明确效果的又一重要治疗方法，已应用于多种恶性肿瘤的治疗。临床应用比较广泛的免疫治疗是免疫检查点抑制剂和CAR-T疗法，这2种方法通过不同的策略来激活T细胞，让T细胞重新发挥抗击肿瘤的能力。本节简要介绍国内已经上市的免疫检查点抑制剂程序性死亡蛋白-1抑制剂（PD-1抑制剂）的心血管毒性。

PD-1抑制剂代表药物：纳武利尤单抗、帕博利珠单抗、信迪利单抗、卡瑞利珠单抗和特瑞普利单抗。

（1）适应证：多种实体瘤及血液系统肿瘤。

（2）毒性机制：免疫检查点在维持自身耐受中发挥关键作用，治疗阻断可改变免疫耐受，并引起自身免疫或炎性不良反应。心脏的免疫相关不良事件主要表现为心肌炎。

（3）临床表现：心肌炎症状可能为非特异性的，主要包括胸痛、呼吸急促、肺水肿、双下肢水肿、心悸、心律不齐、急性心力衰竭、心电图发现的传导阻滞等。心肌炎更常见于免疫联合治疗时，主要表现为传导异常的改变和LEVF的下降。心肌炎是致死性免疫相关不良事件的重要原因。

（4）防治措施：①心肌炎的监测。治疗前检查心电图、超声心动图，检测BNP和心肌标志物（CK和肌钙蛋白），轻度异常者密切随访。怀疑心肌炎时建议行心脏磁共振明确诊断。②心肌炎的治疗。确诊为心肌炎的患者应该尽早接受大剂量糖皮质激素治疗，并立刻终止免疫治疗。对可能诊断为心肌炎的患者，何时开始用糖皮质激素治疗须参考生化指标（例如肌钙蛋白的临界值）。可以考虑使用免疫抑制药物，但对中、重度心力衰竭患者禁用大剂量英夫利昔单抗。

　　肿瘤的药物治疗主要包括化学治疗，靶向治疗和免疫治疗，这些药物会导致多种类型的心血管毒性，每种药物导致的心血管毒性临床表现各有不同（表9-1）。

表9-1　抗肿瘤药物心血管毒性的临床表现

分类	药物	心脏毒性
细胞毒药物		
作用于 DNA 化学结构的药物	烷化剂：环磷酰胺、异环磷酰胺	罕见心力衰竭
	蒽环类：多柔比星、表柔比星、吡柔比星	急性毒性常表现为心脏传导紊乱和心律失常
		慢性毒性表现为左心功能不全，最终可导致心力衰竭
	铂类：顺铂、卡铂、奥沙利铂	急性毒性表现为给药后短期内出现胸痛、心悸、急性心肌梗死、血压升高以及血流动力学紊乱等一系列表现
		慢性毒性为慢性心功能不全
	抗生素类：丝裂霉素、博莱霉素	博莱霉素可导致心包炎、冠状动脉疾病、外周动脉血栓栓塞、心肌梗死；也可能表现为急性胸痛综合征
		丝裂霉素可能导致慢性心力衰竭
影响核酸合成的药物	二氢叶酸还原酶抑制剂：甲氨蝶呤、培美曲塞	心脏相关不良反应较少，已报道心功能不全、心动过缓、心律不齐、心肌缺血等

续　表

分类	药物	心脏毒性
	胸腺核苷合成酶抑制剂：氟尿嘧啶、卡培他滨、替加氟	主要为心绞痛，其他常见的症状包括心悸、呼吸困难、血压变化（高血压或低血压）、心肌梗死、心肌炎，充血性心力衰竭和可逆性心肌病等
	DNA 多聚酶抑制剂：阿糖胞苷、吉西他滨	心脏毒性较少，病例报道可见心律失常、急性心肌梗死、心包炎、室上性心动过速等
影响 DNA 复制的拓扑异构酶抑制剂	拓扑异构酶抑制剂：伊立替康、拓泊替康、依托泊苷、替尼泊苷、羟喜树碱	此类药物心脏相关不良反应较少
作用于有丝分裂 M 期干扰微管蛋白合成的药物	紫杉类：紫杉醇、多西他赛	紫杉类药物可导致低血压、心动过缓。尽管发生率较低，但仍有可能出现心律失常、心肌梗死、静脉血栓、心力衰竭
	长春碱类：长春新碱、长春瑞滨、长春酰胺	可见心肌梗死，偶见变异型心绞痛及可逆转的心电图改变
靶向治疗药物		
单克隆抗体	CD20 靶点：利妥昔单抗	该药输注的患者中，有不到 1% 发生心律失常和心绞痛
	HER2 靶点：曲妥珠单抗、帕妥珠单抗	最常表现为无症性 LVEF 下降，较少表现为临床心力衰竭
	EGFR 靶点：西妥昔单抗、尼妥珠单抗	无心脏毒性报道
	VEGF 靶点：贝伐珠单抗	高血压，动脉和静脉血栓栓塞

分类	药物	心脏毒性
小分子酪氨酸激酶抑制剂	EGFR 靶点：吉非替尼、厄洛替尼、埃克替尼、阿法替尼、达可替尼、奥希替尼	奥希替尼可导致 QT 间期延长，心力衰竭 阿法替尼可能加重原有的左心功能不全
	HER2 靶点：拉帕替尼	左心收缩功能下降 QT 间期延长
	ALK（或含 ROS1）靶点：克唑替尼、赛瑞替尼、阿来替尼	QT 间期延长 心动过缓
	VEGF 靶点（含其他靶点）：索拉非尼、瑞戈非尼、仑伐替尼、阿帕替尼、安罗替尼、舒尼替尼、呋喹替尼、阿昔替尼、帕唑帕尼	高血压 动脉和静脉血栓栓塞 左心功能不全 QT 间期延长与心律失常
	Kit，BCR - ABL 靶点：伊马替尼、达沙替尼、尼洛替尼	尼洛替尼、达沙替尼可导致 QT 间期延长 达沙替尼可导致心力衰竭、舒张功能障碍、致命性心肌梗死和（或）左心功能不全。肺动脉高压风险增加
	mTOR 靶点：依维莫司	罕见心力衰竭、心包积液
	BTK 抑制剂：伊布替尼	心律失常：主要为室性快速性心律失常
	HDAC 抑制剂：西达本胺	罕见心源性猝死
	蛋白酶体抑制剂：硼替佐米、伊沙佐米	低血压 发生心力衰竭或恶化，LVEF 降低

续　表

分类	药物	心脏毒性
	抑制肿瘤血管生成：沙利度胺、来那度胺	缺血性心脏病，包括心肌梗死和卒中 心动过缓 低血压反应 动脉和静脉血栓栓塞
	BRAFV600 靶点：维莫非尼	QT 间期延长
	PARP 抑制剂：奥拉帕利	无报道
免疫治疗药物		
针对 T 细胞 PD-1/PDL-1 靶点	PD-1 抑制剂：纳武利尤单抗、帕博利珠单抗、信迪利单抗、卡瑞利珠单抗、特瑞普利单抗	心肌炎：症状可能为非特异性的。心肌炎更常见于免疫联合治疗时，主要表现为传导异常的改变和 LEVF 下降

（吴　薇）

📖 **参考文献**

［1］ Brahmer JR, Lacchetti C, Schneider BJ. Management of immune-related adverse events in patients treated with immune checkpoint inhibitor therapy：american society of clinical oncology clinical practice guideline［J］. J Clin Oncol, 2018, 36（17）：1714-1768.

［2］ Han X, Zhou Y, Liu W. Precision cardio-oncology：understanding the cardiotoxicity of cancer therapy［J］. NPJ Precis Oncol, 2017, 1（1）：31.

［3］ Kalam K, Marwick TH. Role of cardioprotective therapy for prevention of cardiotoxicity with chemotherapy：a systematic review and meta-analysis［J］. Eur J Cancer, 2013, 49（13）：2900-2909.

［4］ Leong SL, Chaiyakunapruk N, Lee SWH. Antineoplastic-related cardiovascular toxicity：a systematic review and meta-analysis in Asia

［J］. Crit Rev Oncol Hematol，2019，141：95–101.

［5］ Totzeck M，Mincu RI，Heusch G，et al. Heart failure from cancer therapy：can we prevent it？［J］. ESC Heart Fail，2019，6（4）：856–862.

［6］ Zamorano JL，Lancellotti P，Rodriguez Muñoz D，et，al. 2016 ESC position paper on cancer treatments and cardiovascular toxicity developed under the auspices of the esc committee for practice guidelines：the task force for cancer treatments and cardiovascular toxicity of the European Society of Cardiology（ESC）［J］. Eur Heart J，2016，37（36）：2768–2801.

第十章

心血管药物与抗肿瘤药物之间的相互作用

　　临床上恶性肿瘤和心血管疾病常常合并存在，不仅因为两者具有相似的致病危险因素，而且在肿瘤的治疗过程中使用的一些抗肿瘤药物会引起各种心脏毒性，因此对同一患者可能需要同时进行抗肿瘤和心血管疾病的治疗。多药联合治疗时，因药物相互作用会导致不良事件的风险明显增加，故在治疗期间需加强药物相互作用的评估和药学监护。

　　药物相互作用一般是指2种或2种以上药物同时或在一定时间内先后应用时，在机体因素（药物代谢酶、药物转运蛋白、药物结合蛋白、药物基因多态性等）的影响下，因为彼此之间的交互作用而发生的药动学或药效学的变化，临床表现为药效增强和（或）不良反应加重，也可表现为药效减弱和（或）不良反应减轻。

　　体内药物相互作用按作用机制可分为代谢性药物相互作用和药效学相互作用：①代谢性药物相互作用即药物在吸收、分布、代谢和排泄过程中存在的相互作用。参与代谢性药物相互作用的因素主要包括：药物代谢酶如Ⅰ相代谢酶CYP450（最重要）、环氧化酶、羧酸酯酶等；Ⅱ相代谢酶尿苷二磷酸葡萄糖苷酸转移酶（UGTs）、谷胱甘肽S-转硫酶（GST）和甲基转移酶（MT）等。药物转运蛋白如P-糖蛋白（P-gp）（最广泛）、乳腺癌耐药蛋白（BCRP）、有机阴离子转运多肽（OATP）、有机阴离子转运体（OAT）、有机阳离子转运体（OCT）等。CYP450 酶诱导剂可诱导酶活性，使其他药物和本身代谢加速，导致药效减弱。CYP450 酶抑制剂可抑制或减弱药酶活性，减慢其他药物代谢，导致药效增强。P‑gp 主要介导药物的肠道吸收和肾脏等清除，其抑制剂可增加底物的吸收，减少清除，其诱导剂则减少底物的吸收，增加清除。②药效学相互作用则包括疗效增加、协同或拮抗作用、药物不良反应的相加作用。

　　本章主要介绍一些常用心血管药物与抗肿瘤药物之间潜在的和可能的不良相互作用。由于临床情况复杂及个体差异，对药物相互作用的评估和处理需结合患者的病情和特点、药物的特点、循证医学证据等综合评估和处理。建议在联合用药前详细询问和记录患者的药物治疗史，注意评估药物相互作用的风险，尤其是对药物相互作用风险较高的人群如老年人、大剂量用药、合并多种疾病、多脏器功能障碍、在多家医院转诊等加强评估和监护，尽量减少合并药物的数量，选择相互作用可能性小的药物，用药后注意加强相关监测，必要时根据临床情况及时调整用药方案，并加强对患者的用药指导。

第一节　抗高血压药物与抗肿瘤药物的相互作用

一、钙拮抗剂与抗肿瘤药物的相互作用

（一）代谢性药物相互作用涉及的主要代谢酶和转运体

1. CYP3A4 底物

（1）钙拮抗剂：氨氯地平、贝尼地平、地尔硫䓬、非洛地平、拉西地平、乐卡地平、尼卡地平、尼莫地平、尼索地平、尼

群地平、维拉帕米、硝苯地平等。

（2）抗肿瘤药物：阿比特龙、阿卡替尼、阿来替尼、阿帕替尼、阿昔替尼、安罗替尼、奥拉帕利、奥姆替尼、奥希替尼、博舒替尼、长春碱、长春新碱、达沙替尼、达拉菲尼、多西他赛、多柔比星、恩扎卢胺、恩曲替尼、厄达替尼、厄洛替尼、埃克替尼、凡德他尼、环磷酰胺、吉非替尼、克唑替尼、拉帕替尼、拉罗替尼、劳拉替尼、来那替尼、尼洛替尼、哌柏西利、帕唑帕尼、培西达替尼、硼替佐米、瑞戈非尼、瑞博西尼、塞瑞替尼、索拉非尼、舒尼替尼、他莫昔芬、替尼泊苷、托瑞米芬、维莫非尼、依维莫司、依托泊苷、伊马替尼、伊布替尼、伊立替康、依鲁替尼、伊沙佐米、紫杉醇等。

2. CYP3A4 抑制剂

（1）钙拮抗剂：氨氯地平、地尔硫䓬、维拉帕米。

（2）抗肿瘤药物：阿比特龙、阿来替尼、安罗替尼、奥希替尼、奥拉帕利、比卡鲁胺、多柔比星、达沙替尼、埃克替尼、恩扎卢胺、克唑替尼、拉帕替尼、尼洛替尼、瑞博西尼、塞瑞替尼、他莫昔芬、伊马替尼、依托泊苷、依维莫司等。

3. CYP3A4 诱导剂　抗肿瘤药物：阿来替尼、达拉菲尼、恩扎卢胺、环磷酰胺、沙利度胺、维莫非尼等。

4. P‑gp 底物

（1）钙拮抗剂：地尔硫䓬、尼卡地平、维拉帕米等。

（2）抗肿瘤药物：阿比特龙、阿法替尼、奥拉帕利、奥希替尼、长春碱、长春新碱、恩扎卢胺、多柔比星、达沙替尼、多西他赛、甲氨蝶呤、克唑替尼、拉罗替尼、拉帕替尼、来那度胺、帕唑帕尼、柔红霉素、丝裂霉素、塞瑞替尼、替尼泊苷、维莫非尼、依托泊苷、依维莫司、伊马替尼、伊立替康、紫杉醇等。

5. P‑gp 抑制剂

（1）钙拮抗剂：地尔硫䓬、非洛地平、尼卡地平、维拉帕米等。

（2）抗肿瘤药物：阿比特龙、阿来替尼、奥希替尼、恩扎卢胺、呋喹替尼、拉帕替尼、克唑替尼、尼洛替尼、他莫昔芬、维莫非尼、伊马替尼、伊布替尼、依维莫司等。

6. P‑gp 诱导剂　抗肿瘤药物：长春碱、多柔比星、凡德他尼、舒尼替尼等。

（二）药效学药物相互作用主要涉及的效应

心动过缓等。

（三）药物相互作用情况及处理举例

钙拮抗剂尤其是非二氢吡啶类钙拮抗剂都是 CYP3A4 和 P‑gp 的底物或抑制剂，大部分靶向抗肿瘤药物也主要由 CYP3A4 代谢或是 P‑gp 的底物，联用时有潜在的药物相互作用。如多柔比星是 CYP3A4、CYP2D6 及 P‑gp 的底物，CYP3A4、CYP2D6 和（或）P‑gp 抑制剂如维拉帕米可增加多柔比星的血药浓度及临床作用，且具有临床意义，建议避免合用。在多柔比星与钙拮抗剂联用期间应密切监测心脏功能。又如地尔硫䓬、维拉帕米为 CYP3A4 的中度抑制剂，当与代谢途径相同的抗肿瘤药物如酪氨酸激酶抑制剂、伊立替康等联用时，可能导致后者血药浓度升高，不良反应风险增加，若没有可选的替代药物，建议加强监护，根据临床情况调整药物剂量。塞瑞替尼为 P‑gp 底物，与 P‑gp 抑制剂联用可能导致塞瑞替尼浓度升高，应谨慎合用和密切监测不良反应。厄洛替尼也是 P‑gp 底物，P‑gp 抑制剂维拉帕米也可能会改变厄洛替尼的分布和（或）消除，但不清楚这种相互作用的风险结果，联用需谨慎。另一方面需注意的是一些抗肿瘤药物对 CYP 酶和 P‑gp 也有抑制作用。如阿帕替尼对 CYP3A4 有较强的抑制作用，慎与主要经该酶代谢的药物如尼索地平、乐卡地平等钙拮抗剂合用。伊马替尼可抑制 CYP3A4，增加经该酶代谢的钙拮抗剂的血浆浓度。阿来替尼及其主要活性代谢物对 CYP3A4 有较弱的时间依赖性抑制作用，临床浓度的阿来替尼对 CYP3A4 有潜在的弱诱导作用，研究发现阿来替尼对 CYP3A4 底物的暴露量无影响，合用时无需调整剂量。对阿昔替尼的体外研究发现其可抑制 P‑gp，但治疗浓度阿昔替尼不会抑制 P‑gp，联合用药时不会增加 P‑gp 底物的血浆浓度。另外，非二氢吡啶类钙拮抗剂与某些可引起心动过缓的抗肿瘤药物如瑞戈非尼、塞瑞替尼、克唑替尼、阿来替尼等可能增加发生心动过缓的风险。

二、 ACEI/ARB 与抗肿瘤药物的相互作用

（一）代谢性药物相互作用涉及的主要代谢酶和转运体

1. CYP2C9 底物

（1）ARB：厄贝沙坦、氯沙坦等。

（2）抗肿瘤药物：阿帕替尼、厄达非尼、硼替佐米、他莫昔芬、伊沙佐米等。

2. CYP2D6 底物

（1）ACEI：卡托普利。

（2）抗肿瘤药物：阿帕替尼、奥姆昔尼、达可替尼、多柔比星、吉非替尼、他莫昔芬、伊布替尼等。

3. CYP2D6 抑制剂　抗肿瘤药物：阿比特龙、多柔比星、达可替尼、吉非替尼、索拉非尼、伊马替尼、依维莫司等。

4. CYP3A4 底物

（1）ARB：氯沙坦。

（2）抗肿瘤药物：参见本节"一、钙拮抗剂与抗肿瘤药物的相互作用""1. CYP3A4 底物"中所列的抗肿瘤药物。

5. P‑gp 抑制剂

（1）ACEI：卡托普利等。

（2）抗肿瘤药物：参见本节"一、钙拮抗剂与抗肿瘤药物的相互作用""5. P‑gp 抑制剂"中所列的抗肿瘤药物。

6. OATP1B1/1B3 底物

（1）ARB：奥美沙坦、缬沙坦等。

（2）抗肿瘤药物：甲氨蝶呤、伊立替康等。

（二）药效学药物相互作用主要涉及的效应

效应不明。

（三）药物相互作用情况及处理举例

ACEI/ARB 与抗肿瘤药物之间有临床意义的不良相互作用相对较少，联用时注意做好相关药物疗效和不良反应的常规监测。

三、 β 受体阻滞剂与抗肿瘤药物的相互作用

（一）代谢性药物相互作用涉及的主要代谢酶和转运体

1. CYP3A4 底物

（1）β受体阻滞剂：比索洛尔。

（2）抗肿瘤药物：参见本节"一、钙拮抗剂与抗肿瘤药物的相互作用""1. CYP3A4 底物"中所列的抗肿瘤药物。

2. P‑gp 底物

（1）β受体阻滞剂：卡维地洛。

（2）抗肿瘤药物：参见本节"一、钙拮抗剂与抗肿瘤药物的相互作用""4. P‑gp 底物"中所列的抗肿瘤药物。

3. P‑gp 抑制剂

（1）β受体阻滞剂：卡维地洛。

（2）抗肿瘤药物：参见本节"一、钙拮抗剂与抗肿瘤药物的相互作用""5. P‑gp 抑制剂"中所列的抗肿瘤药物。

4. CYP2D6 底物

（1）β受体阻滞剂：卡维地洛、美托洛尔、普萘洛尔等。

（2）抗肿瘤药物：阿帕替尼、奥姆昔尼、达可替尼、多柔比星、吉非替尼、他莫昔芬、伊布替尼等。

（二）药效学药物相互作用主要涉及的效应

心动过缓等。

（三）药物相互作用情况及处理举例

卡维地洛和美托洛尔是 CYP2D6 底物，与 CYP2D6 抑制剂合用可导致其暴露量增加。如伊马替尼、吉非替尼与美托洛尔联用可使美托洛尔的 AUC 增加，但这种变化临床意义不大，注意常规监测。CYP2D6 是参与达可替尼氧化代谢的主要同工酶，同时使用 CYP2D6 的底物，可能增加这些药物的毒性风险，建议避免合用。β受体阻滞剂与一些抗肿瘤药物如塞瑞替尼、克唑替尼、阿来替尼等联合使用可导致心动过缓风险加重或症状性心动过缓，需特别谨慎。

四、 利尿剂与抗肿瘤药物的相互作用

（一）代谢性药物相互作用涉及的主要代谢酶和转运体

1. CYP2C9 底物

（1）利尿剂：托拉塞米。

（2）抗肿瘤药物：阿帕替尼、厄达非尼、硼替佐米、他莫昔芬、伊沙佐米等。

2. CYP2C8 底物

（1）利尿剂：托拉塞米。

（2）抗肿瘤药物：达拉非尼、多西他赛、恩扎卢胺、伊马替尼、伊沙佐米、紫杉醇等。

3. OCT2 底物

（1）利尿剂：阿米洛利。

（2）抗肿瘤药物：奥沙利铂等。

4. OAT1/3 底物

（1）利尿剂：呋塞米。

（2）抗肿瘤药物：氟达拉滨、甲氨蝶呤、培美曲塞等。

5. OATP1B1/1B3 底物

（1）利尿剂：托拉塞米。

（2）抗肿瘤药物：甲氨蝶呤、伊立替康等。

(二) 药效学药物相互作用主要涉及的效应

效应不明。

(三) 药物相互作用情况及处理举例

可能有肾毒性或耳毒性的药物如袢利尿药，可增强顺铂的肾毒性和耳毒性，需要联用时应根据患者情况及时调整袢利尿剂剂量。培美曲塞主要以原型经肾清除，联用袢利尿剂可能会导致培美曲塞的清除延迟，应谨慎合用，必要时密切监测肌酐清除率。

第二节 抗心律失常药物与抗肿瘤药物 的相互作用

一、 代谢性药物相互作用涉及的主要代谢酶和转运体

1. CYP3A4 底物

（1）抗心律失常药物：胺碘酮、决奈达隆、利多卡因、伊伐布雷定等。

（2）抗肿瘤药物：参见本章第一节"一、钙拮抗剂与抗肿瘤药物的相互作用""1. CYP3A4 底物"中所列的抗肿瘤药物。

2. CYP3A4 抑制剂

（1）抗心律失常药物：胺碘酮等。

（2）抗肿瘤药物：参见本章第一节"一、钙拮抗剂与抗肿瘤药物的相互作用""2. CYP3A4 抑制剂"中所列的抗肿瘤药物。

3. CYP2C8 底物

（1）抗心律失常药物：胺碘酮等。

（2）抗肿瘤药物：达拉非尼、多西他赛、恩扎卢胺、伊马替尼、伊沙佐米、紫杉醇等。

4. CYP2C8 抑制剂　抗肿瘤药物：阿来替尼、安罗替尼、厄洛替尼、拉帕替尼等。

5. CYP2C9 抑制剂

（1）抗心律失常药物：胺碘酮等。

（2）抗肿瘤药物：埃克替尼、安罗替尼、氟尿嘧啶、卡培他滨、伊马替尼等

6. CYP2D6 底物

（1）抗心律失常药物：美西律、普罗帕酮等。

（2）抗肿瘤药物：阿帕替尼、奥姆昔尼、达可替尼、多柔比星、吉非替尼、他莫昔芬、伊布替尼等。

7. CYP2D6 抑制剂

（1）抗心律失常药物：胺碘酮等。

（2）抗肿瘤药物：阿比特龙、多柔比星、达可替尼、吉非替尼、索拉非尼、伊马替尼、依维莫司等。

8. CYP1A2 抑制剂

（1）抗心律失常药物：胺碘酮等。

（2）抗肿瘤药物：厄洛替尼、维莫非尼等。

9. P‑gp 底物

（1）抗心律失常药物：胺碘酮、奎尼丁等。

（2）抗肿瘤药物：参见本章第一节"一、钙拮抗剂与抗肿瘤药物的相互作用""4. P‑gp 底物"中所列的抗肿瘤药物。

10. P‐gp 抑制剂

（1）抗心律失常药物：胺碘酮、决奈达隆、普罗帕酮等。

（2）抗肿瘤药物：参见本章第一节"一、钙拮抗剂与抗肿瘤药物的相互作用""5. P‐gp 抑制剂"中所列的抗肿瘤药物。

二、 药效学药物相互作用主要涉及的效应

QT 间期延长、心律失常等。

三、 药物相互作用情况及处理举例

胺碘酮是Ⅲ类抗心律失常药物，广泛用于各种心律失常，尤其适用于有器质性心脏病的患者。但联合用药时需注意，胺碘酮是 CYP3A4 和 CYP2C8 底物，CYP3A4 和 CYP2C8 抑制剂可能抑制胺碘酮的代谢，增加胺碘酮的暴露量。同时胺碘酮和（或）其代谢物可广泛抑制 CYP 酶如 CYP3A4、CYP2C9、CYP2D6 及 P‐gp 等，可能增加其底物暴露量。如厄洛替尼、阿法替尼、赛瑞替尼等是 P‐gp 的底物，胺碘酮抑制了 P‐gp，增加了这些抗肿瘤药物的暴露量，导致两者联用可能发生严重的毒性反应。体外研究发现一些抗肿瘤药物如阿来替尼也是 CYP2C8 的抑制剂，但临床浓度的阿来替尼不太可能增加合并使用的 CYP2C8 底物的血浆浓度。另外，胺碘酮、索他洛尔等与有 QT 间期延长风险的药物如仑伐替尼、凡德他尼、克唑替尼、塞瑞替尼、尼洛替尼、奥希替尼、瑞博西尼、达沙替尼、维莫非尼、奥沙利铂等联用时，可能导致尖端扭转型室性心动过速等恶性心律失常，需要加强监测心电图，注意 QT 间期和心律失常。需特别注意的是胺碘酮的半衰期长，可能在停用胺碘酮数月后仍可有作用，应注意潜在风险，加强相关监测。

第三节 抗血栓药物与抗肿瘤药物的
相互作用

一、 抗血小板药物与抗肿瘤药物的相互作用

(一) 代谢性药物相互作用涉及的主要代谢酶和转运体

1. CYP3A4 底物

(1) 抗血小板药物：替格瑞洛、西洛他唑。

(2) 抗肿瘤药物：参见本章第一节"一、钙拮抗剂与抗肿瘤药物的相互作用""1. CYP3A4 底物"中所列的抗肿瘤药物。

2. CYP3A4 抑制剂

(1) 抗血小板药物：替格瑞洛、西洛他唑。

(2) 抗肿瘤药物：参见本章第一节"一、钙拮抗剂与抗肿瘤药物的相互作用""2. CYP3A4 抑制剂"中所列的抗肿瘤药物。

3. P‐gp 底物

(1) 抗血小板药物：替格瑞洛。

(2) 抗肿瘤药物：参见本章第一节"一、钙拮抗剂与抗肿瘤药物的相互作用""4. P‐gp 底物"中所列的抗肿瘤药物。

4. CYP2C19 底物

(1) 抗血小板药物：氯吡格雷。

(2) 抗肿瘤药物：埃克替尼、环磷酰胺、硼替佐米、伊沙佐米等。

5. CYP2C19 抑制剂 抗肿瘤药物：安罗替尼、伊马替尼等。

(二) 药效学药物相互作用主要涉及的效应

出血、血小板减少等。

（三）药物相互作用情况及处理举例

氯吡格雷的葡糖苷酸代谢物对 CYP2C8 有抑制作用，与主要通过 CYP2C8 代谢清除的抗肿瘤药物如紫杉醇合用，可能导致紫杉醇血药浓度增加，应谨慎联用。替格瑞洛是 CYP3A4 底物和 P‑gp 底物，对 CYP3A4 和 P‑gp 有弱的抑制作用，可能会增加 P‑gp 底物的暴露，联用时需注意。

二、 抗凝药物与抗肿瘤药物的相互作用

（一）代谢性药物相互作用涉及的主要代谢酶和转运体

1. CYP3A4 底物

（1）抗凝药物：阿哌沙班、华法林、利伐沙班等。

（2）抗肿瘤药物：参见本章第一节"一、钙拮抗剂与抗肿瘤药物的相互作用""1. CYP3A4 底物"中所列的抗肿瘤药物。

2. P‑gp 底物

（1）抗凝药物：阿哌沙班、达比加群酯、利伐沙班、依度沙班等。

（2）抗肿瘤药物：参见本章第一节"一、钙拮抗剂与抗肿瘤药物的相互作用""4. P‑gp 底物"中所列的抗肿瘤药物。

3. CYP2C9 底物

（1）抗凝药物：华法林等。

（2）抗肿瘤药物：阿帕替尼、厄达非尼、硼替佐米、他莫昔芬、伊沙佐米等。

4. CYP1A2 底物

（1）抗凝药物：华法林等。

（2）抗肿瘤药物：安罗替尼、厄洛替尼、硼替佐米、伊沙佐米等。

（二）药效学药物相互作用主要涉及的效应

出血等。

（三）药物相互作用情况及处理举例

肿瘤患者尤其是合并房颤等患者血栓栓塞风险高，常需使用抗凝治疗，由于抗凝状态有个体差异且口服抗凝药与抗肿瘤药物之间可能存在相互作用，所以需加强相关监测。华法林是常用的抗凝药物，其是不同活性的消旋异构体（R 型和 S 型）的混合物，S-华法林的抗凝效应是 R 型的 4 倍，R-华法林主要通过 CYP1A2、CYP2C19、CYP3A4 代谢；而 S-华法林通过 CYP2C9 代谢，若华法林与这些 CYP 酶抑制剂尤其是 CYP2C9 抑制剂联用，华法林的抗凝作用增强，出血风险增加。例如阿帕替尼对 CYP3A4 和 CYP2C9 有较强的抑制作用，应慎与华法林合用。又如氟尿嘧啶类抗肿瘤药物、伊马替尼等与华法林联用，可抑制 CYP2C9，降低 S-华法林代谢清除，联用时需加强 INR 监测，根据 INR 调整华法林的剂量。已有报道卡培他滨和华法林联用发生凝血指标改变和（或）出血。这些情况可发生在卡培他滨治疗后数天至数月内，一些患者出现在停用卡培他滨 1 个月内。

新型口服抗凝药（NOACs）半衰期短，与华法林相比食物相互作用少，不需要实验室监测，有一定的优势。但目前的几种 NOACs 都是 P-gp 的底物，利伐沙班（约 18%）、阿哌沙班（约 25%）和依度沙班（<4%）经 CYP3A4 代谢，药物相互作用方面虽相对华法林少，但影响 P-gp 和 CYP3A4 酶的药物尤其是 P-gp 的抑制剂和诱导剂可改变 NOACs 的血药浓度，一般不建议将 NOACs 与 CYP3A4 和 P-gp 的强抑制剂或诱导剂联用。如伊马替尼、克唑替尼是 CYP3A4 和 P-gp 的底物、P-gp 的强抑制剂和 CYP3A4 的中度抑制剂，忌与 NOACs 联用。又如多柔比星是 CYP3A4 和 P-gp 的底物，也是 P-gp 强诱导剂和 CYP3A4 轻度抑制剂，与 NOACs 联用可导致 NOACs 血浆浓度降低而禁忌使用。阿来替尼及其活性代谢物是 P-gp 和 BCRP 的

抑制剂，阿来替尼可能会增加 P - gp 或 BCRP 底物的血浆浓度，如阿来替尼与达比加群酯合用时建议适当监测。总之，在抗肿瘤药物治疗期间若需使用 NOACs 建议根据药物相互作用的潜在风险选用合适的 NOACs，药物联用期间定期监测肝肾功能、血常规等。

第四节　血脂调节药物与抗肿瘤药物的相互作用

一、代谢性药物相互作用涉及的主要代谢酶和转运体

1. CYP3A4 底物

（1）血脂调节药物：阿托伐他汀、洛伐他汀，辛伐他汀等。

（2）抗肿瘤药物：参见本章第一节"一、钙拮抗剂与抗肿瘤药物的相互作用""1. CYP3A4 底物"中所列的抗肿瘤药物。

2. CYP2C9 底物

（1）血脂调节药物：氟伐他汀。

（2）抗肿瘤药物：阿帕替尼、厄达非尼、硼替佐米、他莫昔芬、伊沙佐米等。

3. P - gp 底物

（1）血脂调节药物：洛伐他汀等。

（2）抗肿瘤药物：参见本章第一节"一、钙拮抗剂与抗肿瘤药物的相互作用""4. P - gp 底物"中所列的抗肿瘤药物。

4. P - gp 抑制剂

（1）血脂调节剂：阿托伐他汀、洛伐他汀、辛伐他汀。

（2）抗肿瘤药物：参见本章第一节"一、钙拮抗剂与抗肿瘤药物的相互作用""5. P - gp 抑制剂"中所列的抗肿瘤药物。

5. BCRP 底物

（1）血脂调节药物：阿托伐他汀、氟伐他汀、瑞舒伐他汀等。

（2）抗肿瘤药物：帕唑帕尼、瑞戈非尼、托泊替康等。

6. BCRP 抑制剂　抗肿瘤药物：阿来替尼、奥希替尼、呋喹替尼、伊布替尼等。

7. OATP1B1/1B3 底物

（1）血脂调节药物：阿托伐他汀、氟伐他汀、匹伐他汀、普伐他汀、瑞舒伐他汀、辛伐他汀、依折麦布等。

（2）抗肿瘤药物：甲氨蝶呤、伊立替康等。

二、 药效学药物相互作用主要涉及的效应

QT 间期延长等（如普罗布考）。

三、 药物相互作用情况及处理举例

常用的血脂调节药物中辛伐他汀、洛伐他汀和阿托伐他汀经 CYP3A4 代谢，一些抗肿瘤药物亦经 CYP3A4 代谢或为 CYP3A4 抑制剂，联用时可能发生相互作用。如达沙替尼、厄洛替尼、伊马替尼等可使辛伐他汀的 AUC 增加，联用可导致不良反应风险增加，甚至发生横纹肌溶解。而奥希替尼虽然经 CYP3A4 代谢，但与辛伐他汀合用后，AUC 和 C_{max} 增加比例很小，不太可能具有临床意义。但奥希替尼是 BCRP 转运蛋白的竞争性抑制剂，与敏感的 BCRP 底物如瑞舒伐他汀合用，会导致瑞舒伐他汀暴露量增加，应严密监测药物的耐受情况。瑞戈非尼可增加其他 BCRP 底物如瑞舒伐他汀、氟伐他汀、阿托伐他汀的血浆浓度。血脂调节药物普罗布考有延长 QT 间期的作用，与一些可引起 QT 间期延长风险高的抗肿瘤药物合用，恶性心律失常风险增加。

部分常用心血管药物与抗肿瘤药物的不良相互作用及处理建议见表 10-1。

表 10-1 部分常用心血管药物与抗肿瘤药物的不良相互作用及处理建议

心血管药物	抗肿瘤药物	相互作用情况	建议
钙拮抗剂			
硝苯地平	长春新碱	硝苯地平可能提高长春新碱血清浓度	监测长春新碱毒性反应
维拉帕米	多柔比星	维拉帕米可增加多柔比星的血清浓度	建议避免合用，必需合用时，密切监测临床情况，必要时调整剂量
	厄洛替尼	P-gp 抑制剂维拉帕米可能改变厄洛替尼的分布和（或）清除	慎用
	阿法替尼	P-gp 抑制剂维拉帕米可能增加阿法替尼的暴露量	慎用
	伊立替康	CYP3A4 抑制剂可能导致伊立替康血药浓度升高，不良反应风险增加	若没有可选的替代药物，建议加强监护，根据临床情况调整药物剂量
β受体阻滞剂			
美托洛尔	伊马替尼	伊马替尼可抑制 CYP2D6，增加美托洛尔的血浓度	谨慎合用，监测血压、心率及其他不良反应
利尿剂			
氢氯噻嗪	托瑞米芬	噻嗪类利尿剂可减少钙的肾排泄，可能增加高钙血症的风险	监测血钙浓度

心血管药物	抗肿瘤药物	相互作用情况	建议
	紫杉醇	低血压风险增加	密切监测血压
	环磷酰胺	联用可增强环磷酰胺的浓度和骨髓抑制	监测血常规
呋塞米	甲氨蝶呤	袢利尿剂可提高甲氨蝶呤的浓度和作用	密切监测甲氨蝶呤的浓度和毒性
	顺铂	联用袢利尿剂可能增强顺铂的耳、肾毒性作用	谨慎合用，监测不良反应
	培美曲塞	可能导致培美曲塞清除延迟	谨慎合用，必要时密切监测肌酐清除率
抗心律失常药物			
胺碘酮	尼洛替尼	胺碘酮可增强尼洛替尼的浓度	密切监测厄洛替尼的不良反应
	阿法替尼	胺碘酮可能增加阿法替尼的暴露量	慎用
	塞瑞替尼	胺碘酮可增强塞瑞替尼的心动过缓和 QT 间期延长作用	考虑替代药物。若无法避免合用，监测心率和 QT 间期和心律失常（包括尖端扭转型室性心动过速）
抗凝药物			
华法林	他莫昔芬	他莫昔芬可增强华法林的抗凝作用，增加出血风险	密切监测 INR 和出血迹象，调整剂量

续　表

心血管药物	抗肿瘤药物	相互作用情况	建议
	卡培他滨	卡培他滨在体内部分转化为氟尿嘧啶，可抑制 S‑华法林的代谢，增强华法林的抗凝作用	谨慎合用，密切监测 INR，调整剂量
	达拉非尼	达拉非尼可能降低 CYP2C9 底物的血清浓度	若不能避免合用，应密切监测 INR
	氟尿嘧啶	氟尿嘧啶抑制华法林的代谢，可增加华法林的血清浓度	密切监测 INR，观察出血迹象，调整华法林剂量
	伊马替尼	伊马替尼抑制 CYP3A4，可增强华法林的抗凝血作用	增加 INR 和出血迹象监测
	索拉非尼	索拉非尼抑制 CYP2C9，增强华法林的抗凝血作用	增加 INR 和出血迹象的监测
	替加氟	替加氟抑制华法林的代谢，可增加华法林的抗凝作用	增加 INR 和出血迹象监测
	达沙替尼	血小板减少，同时使用华法林增加出血风险	合用时需格外谨慎
	吉非替尼	吉非替尼可增强华法林的抗凝血作用	增加 INR 和出血迹象监测
	厄洛替尼	出血风险增加	开始使用和停用厄洛替尼时监测 INR 和出血迹象
	异环磷酰胺	异环磷酰胺可增强华法林的抗凝作用导致出血风险增加	监测 INR

145

心血管药物	抗肿瘤药物	相互作用情况	建议
	依托泊苷	依托泊苷可能导致华法林清除率的降低和效应的增强	监测 INR 和出血迹象
	瑞戈非尼	华法林可能增强瑞戈非尼的不良反应，可能增加出血风险	密切监测 INR 和出血迹象
	托瑞米芬	托瑞米芬可增强华法林的抗凝作用	密切监测 INR
抗血小板药			
阿司匹林	甲氨蝶呤	水杨酸类可能抑制甲氨蝶呤经肾排泄，也可能置换与血浆蛋白结合的甲氨蝶呤	避免与高剂量甲氨蝶呤合用，如合用可能需降低甲氨蝶呤的用量。监测甲氨蝶呤血药浓度可能有助于调整其用量
氯吡格雷	紫杉醇	氯吡格雷的代谢物抑制 CYP2C8，可能导致紫杉醇代谢清除减少，血药浓度增加	谨慎合用
调脂药物			
辛伐他汀	达拉非尼	可降低 CYP3A4 底物的血清浓度	不可避免合用时应监测辛伐他汀的疗效
	厄洛替尼	可能增强辛伐他汀的不良反应，特别是横纹肌溶解的风险可能增加	监测辛伐他汀不良反应（如肌痛、横纹肌溶解等）

续　表

心血管药物	抗肿瘤药物	相互作用情况	建议
	伊马替尼	伊马替尼可增加辛伐他汀的暴露量	开始伊马替尼治疗和剂量增加时，监测辛伐他汀的疗效和不良反应
	帕唑帕尼	辛伐他汀可能增加帕唑帕尼 ALT/AST 升高的风险	密切监测患者肝脏转氨酶
瑞舒伐他汀	奥希替尼	奥希替尼可增加 BCRP 底物的血浆浓度	监测瑞舒伐他汀的疗效和不良反应
	瑞戈非尼	瑞戈非尼可增加 BCRP 底物的血浆浓度	监测瑞舒伐他汀的疗效和不良反应

（李　静）

📖 **参考文献**

［1］刘治军，韩红蕾. 药物相互作用基础与临床［M］. 3 版. 北京：人民卫生出版社，2019.

［2］国家卫生健康委员会. 新型抗肿瘤药物临床应用指导原则（2019 年版）［J］. 肿瘤综合治疗电子杂志，2020，6（1）：16‐47.

［3］国家药典委员会. 临床用药须知. 2015 年版［M］. 北京：中国医药科技出版社，2017.

［4］Carcelero E，Anglada H，Tuset M，et al. Interactions between oral antineoplastic agents and concomitant medication：a systematic review ［J］. Expert Opin Drug Saf，2013，12（3）：403‐420.

［5］Conde‐Estevez D. Targeted cancer therapy：interactions with other medicines ［J］. Clin Transl Oncol，2017，19（1）：21‐30.

［6］Fedeli L，Colozza M，Boschetti E，et al. Pharmacokinetics of vincristine in cancer patients treated with nifedipine ［J］. Cancer，

1989, 64 (9): 1805 - 1811.

[7] Foxx-Lupo WT, Sing S, Alwan L, et al. A drug interaction between cabozantinib and warfarin in a patient with renal cell carcinoma [J]. Clin Genitourin Cancer, 2016, 14 (1): e119 - e121.

[8] Gossman J, Kachel HG, Schoeppe W, et al. Anemia in renal transplant caused by concomitant therapy with azathioprine and angiotensin-converting enzyme inhibitors [J]. Transplantation, 1993, 56 (3): 585 - 589.

[9] Moretti LV, Montalvo RO. Elevated international normalized ratio associated with concurrent use of sorafenib and warfarin [J]. Am J Health Syst Pharm, 2009, 66 (23): 2123 - 2125.

[10] Steffel J, Verhamme P, Potpara TS, et al. The 2018 European Heart Rhythm Association Practical Guide on the use of non-vitamin K antagonist oral anticoagulants in patients with atrial fibrillation [J]. Eur Heart J, 2018, 39 (16): 1330 - 1393.

[11] Tufano A, Galderisi M, Esposito L, et al. Anticancer drug-related nonvalvular atrial fibrillation: challenges in management and antithrombotic strategies [J]. Semin Thromb Hemost, 2018, 44 (4): 388 - 396.

[12] US Food & Drug Administration. Drug development and drug interactions: table of substrates, inhibitors and inducers [EB/OL]. (2020 - 3 - 10) [2021 - 3 - 26]. https://www. fda. gov/drugs/drug-interactions-labeling/drug-development-and-drug-interactions-table-substrates-inhibitors-and-inducers.

[13] Wang Y, Zhou L, Dutreix C, et al. Effect of imatinib (Glivec) on the pharmacokinetics of metoprolol, a CYP2D6 substrate, in Chinese patients with chronic myelogenous leukaemia [J]. Br J Clin Pharmacol, 2008, 65 (6): 885 - 892.

[14] Wigging BS, Saseen JJ, Page RL, et al. Recommendations for management of clinically significant drug-drug interactions with statins and select agents used in patients with cardiovascular disease [J]. Circulation, 2016, 134 (21): e468 - e495.

[15] Yildirim Y, Ozyilkan O, Akcali Z, et al. Drug interaction between capecitabine and warfarin: a case report and review of the literature [J]. Int J Clin Pharmacol Ther, 2006, 44 (2): 80 - 82.

第十一章

肿瘤相关心脏毒性的保护制剂

肿瘤相关的心血管损害常被称为心脏毒性，不仅是指心力衰竭和左心功能不全，还包括了如高血压、心肌缺血、心律失常、肺动脉高压、心包疾病、瓣膜疾病、外周血管疾病以及动、静脉血栓栓塞等其他心血管损害。

一方面，随着人口老龄化，心血管疾病患者罹患肿瘤的数量增加，使原先心血管疾病的治疗面临新的挑战；另一方面，随着肿瘤治疗的不断发展，患者的生存期延长，肿瘤相关治疗如化学治疗、放射治疗、靶向治疗和免疫治疗等引起的心脏迟发效应逐渐引发重视。总体而言，肿瘤相关心脏毒性的发生率正在不断攀升。因此，心血管医师和肿瘤科医师必须关注和熟悉常用肿瘤治疗方法相关的心血管病变的流行病学、临床表现和病理生理学特点，并且根据不同情况采用合适的心脏保护制剂。

本章重点探讨肿瘤相关心脏毒性的保护制剂的临床应用。

第一节　心血管疾病患者合并恶性
肿瘤的心脏保护制剂

已经有高血压、心律失常等心血管疾病的患者同时罹患肿瘤，一方面会使原先的心血管疾病治疗变得更为复杂，另一方面也会使恶性肿瘤的治疗受限。因此，在选择抗肿瘤治疗方案时应先进行心血管功能评估，根据其心血管功能选择手术或其他适宜的治疗方案，适量增加心脏保护制剂，降低心血管事件风险。另外，对于其心血管功能难以支撑抗肿瘤治疗的患者，心血管内科医师应尝试改善其心血管功能后再联合肿瘤科医师综合评估，以决定是否进行抗肿瘤治疗。

心血管疾病患者合并肿瘤的心脏保护制剂应根据不同心血管疾病类型及肿瘤治疗方案做选择，常用的心血管保护药物包括 β 受体阻滞剂、ACEI/ARB、钙拮抗剂、他汀类药物等，具体用药情况参见第四章。

第二节　抗肿瘤治疗相关心脏毒性保护制剂

肿瘤患者在放射治疗、化学治疗、靶向治疗的过程中，难免会引起全身各组织器官的不良反应，其中心脏毒性是最严重的并发症之一。为了防治抗肿瘤治疗相关心脏毒性，已有大量临床研究正在实施和开展，也已证明一些种类的心脏保护制剂能在抗肿瘤治疗时预防或减轻心脏毒性。

一、乙二胺四乙酸螯合剂衍生物——右雷佐生

右雷佐生是唯一被证实能降低蒽环类药物引起心脏毒性发生率或严重程度的保护制剂。右雷佐生作为一种三价铁离子螯合剂，通过竞争性结合蒽环类药物-铁复合物中的铁离子，以阻止活性氧自由基的产生。在儿童和成人中进行的多项临床试验评估了右雷佐生的作用，总体数据表明心力衰竭和 LVEF 及节段收缩下降的发生率有所降低。

用法：适用于多柔比星累积量 $300\,mg/m^2$ 还要继续使用蒽环类药物治疗的患者，静脉注射推荐剂量比为 10∶1（右雷佐生

$500\,\mathrm{mg/m^2}$：多柔比星 $50\,\mathrm{mg/m^2}$），缓慢静脉注射或快速静脉滴注，$30\,\mathrm{min}$ 后方可给予多柔比星。

尽管在推荐剂量下，右雷佐生引起的骨髓抑制是轻微的，但可以增加化学治疗药物的骨髓抑制风险。因此，治疗期间要对患者进行严密监测，经常做全血检查。

二、β 受体阻滞剂

β 受体阻滞剂通过选择性地与 β 肾上腺素能受体结合，从而对抗儿茶酚胺类肾上腺素能递质毒性，尤其是通过 $β_1$ 受体介导的心脏毒性作用。某些 β 受体阻滞剂（如卡维地洛，尼必伏洛）抑制 β 肾上腺素能受体介导的 G 蛋白偶联受体信号通路，而保留负调节蛋白 β-抑制蛋白（β-arrestin）的招募和 ErbB1 的激活。β-抑制蛋白在长期儿茶酚胺刺激下，通过 ErbB1 受体激活促生存信号通路减弱蒽环类药物诱导的心脏毒性作用。

1. 卡维地洛　卡维地洛是非选择性 β 受体阻滞剂和具有抗氧化作用的 $α_1$ 肾上腺素能受体拮抗剂，可以减少蒽环类药物诱导的心血管毒性。同时卡维地洛还通过抑制氧化应激反应和细胞凋亡，从而减轻多柔比星诱导的心脏毒性。

用法：$1.25\sim10\,\mathrm{mg}$，每天 1 次，口服。

2. 奈比洛尔　奈比洛尔是第三代选择性 $β_1$ 受体阻滞剂，可以通过一氧化氮途径介导外周血管舒张，起到额外的心脏和血管保护作用，同时具有抗氧化效应。研究表明，预防性地应用奈比洛尔可以保护心肌并拮抗蒽环类药物引起的心脏损害。

用法：$0.5\sim10\,\mathrm{mg}$，每天 1 次，口服。

三、ACEI 和 ARB

抗肿瘤治疗引发的迟发性心脏毒性对肿瘤患者愈后长期生存的影响需引起重视，尤其是大多数患者在突发急性充血性心力衰竭或肺水肿前并没有明显的临床症状。迟发性心脏毒性往往导致心输出量减少，激活 RAAS 系统，进而导致全身血管阻力及左心壁应力增加，使心脏代偿性做功陷入恶性循环，最终引起心力衰竭。因此，ACEI/ARB 被推荐作为抗肿瘤治疗心脏保护制剂，用于降低无症状急性心力衰竭的发生率，减缓心功能不全的进展。

1. 依那普利　依那普利是继卡托普利之后第 2 个在世界上上市的 ACEI，其具有更强的药效，且作用缓慢而持久。研究表明，依那普利可显著降低接受高剂量化学治疗和早期 cTn 升高的肿瘤患者的心功能不全和无症状的左心功能不全等心脏不良事件的发生率。

用法：2.5～10 mg，每天 1 次，口服。

2. 坎地沙坦　坎地沙坦是选择性血管紧张素 Ⅱ 受体拮抗剂，先在小鼠实验中被发现可以拮抗蒽环类药物的心脏毒性。研究表明，单独应用蒽环类药物以及联合应用曲妥珠单抗的患者中，坎地沙坦可轻微减少患者 LVEF 下降的比例（约为 2%）。在另一项研究中也显示，在采用含蒽环类药物的辅助治疗方案（伴有或不伴曲妥珠单抗和放射治疗）治疗早期乳腺癌的患者中，坎地沙坦可防止整体左心功能的早期下降。

3. 沙库巴曲缬沙坦钠　沙库巴曲缬沙坦钠片（商品名诺欣妥）含有脑啡肽酶抑制剂沙库巴曲和血管紧张素受体拮抗剂缬沙坦。目前诺欣妥已被证明在治疗慢性心力衰竭方面优于依那普利而被用于射血分数降低的慢性心力衰竭（NYHA Ⅱ～Ⅳ 级，LVEF≤40%）成年患者。有动物研究显示，诺欣妥可以通过抑制线粒体动力相关蛋白（dynamin-related protein 1，Drp1）磷酸化，改善线粒体功能，从而减轻多柔比星引起的心脏毒性。但临床对于诺欣妥的抗肿瘤治疗相关心脏毒性的保护作用鲜有报道，仍需进一步研究证实。

四、醛固酮拮抗剂

醛固酮拮抗剂通过拮抗醛固酮的多种病理生理功能，降低充血性心力衰竭的病死率。研究表明，接受蒽环类治疗的乳腺癌患者同时应用螺内酯治疗 24 周后，可同时保护心肌收缩和舒张功能。另有研究表明，螺内酯可能通过抑制 EGFR 的反转录激活来减弱曲妥珠单抗引起的心肌功能障碍，但仍需进一步的临床研究证实。

五、3-羟基-3 甲基戊二酰辅酶 A 还原酶抑制剂

他汀类药物具有多效性，包括抗氧化和抗炎作用。在动物模型中，已证明氟伐他汀可以减轻蒽环类药物引起的心脏毒性，减轻氧化应激。一项对 628 例乳腺癌患者的回顾性队列研究显示，用曲妥珠单抗治疗乳腺癌的患者不间断应用他汀类药物具有心脏保护和抗心力衰竭效应。另外，预防性使用阿托伐他汀能更好地保存血液恶性肿瘤患者的 LVEF。然而，尚没有前瞻性试验证实他汀类药物在预防抗肿瘤治疗相关心脏毒性方面的作用。

六、其他药物

1. 非二氢吡啶类钙拮抗剂　非二氢吡啶类钙拮抗剂，如维拉帕米或地尔硫䓬，通过抑制钙离子进入细胞，从而降低细胞内钙离子浓度、降低阻力血管的收缩。但因为这些药物抑制细胞色素 P4503A4 代谢途径及 VEGF，引起血浆抗血管生成药物浓度增加，应避免和索拉非尼或舒尼替尼使用。

2. 维生素 E　维生素 E 在体外具有强抗氧化能力，对于蒽环类药物心脏毒害的保护作用尚有争议。

3. 辅酶 Q10　有研究表明，接受蒽环类药物的儿童服用辅酶 Q10（泛醌）可减轻左心功能不全和重塑的程度。

4. N-乙酰半胱氨酸　N-乙酰半胱氨酸单独或与维生素 E 和 C 一起使用的可避免大剂量多柔比星化学治疗和放射治疗患者的左心功能不全。

5. 中药　西红花苷是一种以藏红花素Ⅰ为主的一类水溶性胡萝卜素，是中药西红花中的一类主要药用成分，对多种心血管系统疾病具有较好的疗效，同时还具有抗氧化、抗癌、抗炎等作用。有研究表明，西红花苷可以显著改善多柔比星引起的大鼠心脏损伤、心肌结构改变和心功能，但仍需进一步进行临床研究证明其对蒽环类药物的心脏保护作用。

银杏叶提取物 EGb761 具有清除氧自由基、抑制膜脂质过氧化的作用而广泛用于治疗心脑血管疾病。有研究发现，EGb761 预处理可使应用多柔比星化学治疗的乳腺癌患者心电图异常的发生率显著降低，但仍需进一步研究其对肿瘤治疗中的心脏保护作用。

第三节　免疫检查点抑制剂所致心肌损伤的保护制剂

免疫检查点抑制剂（ICIs）旨在通过抑制程序性死亡蛋白-1（programmed cell death protein-1，PD-1）和细胞毒性 T 淋巴细胞相关抗原 4（cytotoxic T lymphocyte antigen 4，CTLA-4）信号通路阻断肿瘤细胞免疫逃逸，同时激活自身免疫系统，达到杀灭肿瘤细胞的目的。然而，ICIs 相关靶外器官的免疫损害，即免疫治疗相关毒性（immune-related adverse events，irAE）逐渐被人所关注。

心脏 irAE 的发生率不到 1%，但临床表现形式多样，且演变迅速，甚至致命，包括心肌炎、心包炎、心肌纤维化、心肌病和左心功能不全等。迄今为止，ICIs 相关心脏毒性的细胞分子生物学和病理生理学的具体机制尚不完全清楚，可能与自身免疫性心肌炎相关。

因此，目前 ICIs 相关心脏毒性的治疗策略主要包括 3 个方面：暂缓 ICIs 的治疗、及时加用抗炎及免疫抑制剂及积极处理心脏并发症。

一、糖皮质激素

一旦发生 ICIs 相关性心肌炎，大剂量糖皮质激素是最有效的治疗药物，但具体治疗方案因实际情况而异。ASCO/NCCN指南推荐静脉或口服给予泼尼松 1～2 mg/（kg·d），在难治性病例中可考虑静脉给予甲泼尼龙 500～1 000 mg/d。一些专家推荐静脉给予甲泼尼龙 500～1 000 mg/d 直至患者临床症状稳定，然后给予泼尼松龙 1 mg/（kg·d），并在维持 4～6 周后逐渐减量。

二、其他药物

对糖皮质激素应答欠佳的患者，应考虑加用霉酚酸酯或英夫利昔单抗。若病情仍持续进展或难以控制，可考虑使用抗胸腺细胞球蛋白（ATG）和免疫球蛋白静脉制剂。此外，应注意及时纠正各种快速性心律失常，缓解患者急性心力衰竭和肺水肿症状。暂没有证据表明 ACEI 和 β 受体阻滞剂类可以预防 ICIs 相关心脏毒性，但这些药物可能有助于治疗 ICIs 相关的功能性非炎症性左心功能不全。

随着人口老龄化和科研水平的日新月异，肿瘤心脏病学仍然是不断发展的学科。肿瘤患者人数增多，肿瘤新疗法的不断出现，造成的肿瘤相关心脏毒性不容忽视。肿瘤科医师应联合心内科医师共同努力，关注肿瘤相关心脏毒性的发生、发展，积极开展相关实验室、临床研究，为肿瘤相关心脏毒性的保护制剂的研发提供新的思路，也为临床药物的使用提供强有力的循证依据，建立更完善的肿瘤心脏病学诊疗体系。

（程蕾蕾）

参考文献

［1］易善永，南克俊，陈圣杰，等. 银杏叶提取物对多柔比星所致乳腺癌患者心脏毒性的干预作用［J］. 中国中西医结合杂志，2008，28：68‑70.

［2］Acar Z，Kale A，Turgut M，et al. Efficiency of atorvastatin in the protection of anthracycline-induced cardiomyopathy［J］. J Am Coll Cardiol，2011，58：988‑989.

［3］Akpek M，Ozdogru I，Sahin O，et al. Protective effects of spironolactone against anthracycline-induced cardiomyopathy［J］. Eur J Heart Fail，2015，17：81‑89.

［4］Arozal W，Watanabe K，Veeraveedu PT，et al. Protective effect of carvedilol on daunorubicin-induced cardiotoxicity and nephrotoxicity in rats［J］. Toxicology，2010，274（1‑3）：18‑26.

［5］Brahmer JR，Lacchetti C，Schneider BJ，et al. Management of immune-related adverse events in patients treated with immune checkpoint inhibitor therapy：american society of clinical oncology clinical practice guideline［J］. J Clin Oncol，2018，36：1714‑1768.

［6］Cardinale D，Colombo A，Sandri MT，et al. Prevention of high-dose chemotherapy-induced cardiotoxicity in high-risk patients by angiotensin-converting enzyme inhibition［J］. Circulation，2006，114：2474‑2481.

［7］Gulati G，Heck SL，Ree AH，et al. Prevention of cardiac dysfunction during adjuvant breast cancer therapy（PRADA）：a 2×2 factorial，randomized，placebo-controlled，double-blind clinical trial of candesartan and metoprolol［J］. Eur Heart J，2016，37（21）：1671‑1680.

［8］Iarussi D，Auricchio U，Agretto A，et al. Protective effect of coenzyme Q 10 on anthracyclines cardiotoxicity：Control study in children with acute lymphoblastic leukemia and non-Hodgkin lymphoma［J］. Mol Aspects Med，1994，15（Suppl）：s207‑212.

［9］Kaya MG, Ozkan M, Gunebakmaz O, et al. Protective effects of nebivolol against anthracycline-induced cardiomyopathy: a randomized control study ［J］. Int J Cardiol, 2013, 167 (5): 2306‐2310.

［10］Kim IM, Tilley DG, Chen J, et al. Beta-blockers alprenolol and carvedilol stimulate beta-arrestin-mediated EGFR transactivation ［J］. Proc Natl Acad Sci USA, 2008, 105 (38): 14555‐14560.

［11］Lyon AR, Yousaf N, Battisti NML, et al. Immune checkpoint inhibitors and cardiovascular toxicity ［J］. Lancet Oncol, 2018, 19: e447‐e458.

［12］Myers C, Bonow R, Palmeri S, et al. A randomized controlled trial assessing the prevention of doxorubicin cardiomyopathy by N-acetylcysteine ［J］. Semin Oncol, 1983, 10 (1 Suppl 1): 53‐55.

［13］Razmaraii N, Babaei H, Mohajjel Nayebi A, et al. Crocin treatment prevents doxorubicin-induced cardiotoxicity in rats ［J］. Life Sci, 2016, 157: 145‐151.

［14］Seicean S, Seicean A, Plana JC, et al. Effect of statin therapy on the risk for incident heart failure in patients with breast cancer receiving anthracycline chemotherapy: an observational clinical cohort study ［J］. J Am Coll Cardiol, 2012, 60: 2384‐2390.

［15］Shaikh F, Dupuis LL, Alexander S, et al. Cardioprotection and second malignant neoplasms associated with dexrazoxane in children receiving anthracycline chemotherapy: a systematic review and meta-analysis ［J］. J Natl Cancer Inst, 2015, 108 (4): pii: djv357.

［16］Witteles RM, Bosch X. Myocardial protection during cardiotoxic chemotherapy ［J］. Circulation, 2015, 132: 1835‐1845.

［17］Xia Y, Chen Z, Chen A, et al. LCZ696 improves cardiac function via alleviating Drp1-mediated mitochondrial dysfunction in mice with doxorubicin-induced dilated cardiomyopathy ［J］. J Mol Cell Cardiol, 2017, 108: 138‐148.

［18］Yavas G, Elsurer R, Yavas C, et al. Does spironolactone ameliorate trastuzumab-induced cardiac toxicity? ［J］ Med Hypotheses, 2013, 81: 231‐234.

图书在版编目(CIP)数据

简明肿瘤心脏病学临床指导手册/葛均波,程蕾蕾主编. —上海:复旦大学出版社,
2021.4(2021.6重印)
ISBN 978-7-309-15556-3

Ⅰ.①简…　Ⅱ.①葛…②程…　Ⅲ.①肿瘤-心脏病-诊疗-手册　Ⅳ.①R730.6-62
②R541-62

中国版本图书馆 CIP 数据核字(2021)第 049256 号

简明肿瘤心脏病学临床指导手册
葛均波　程蕾蕾　主编
责任编辑/王　瀛

复旦大学出版社有限公司出版发行
上海市国权路 579 号　邮编:200433
网址:fupnet@ fudanpress.com　http://www.fudanpress.com
门市零售:86-21-65102580　团体订购:86-21-65104505
出版部电话:86-21-65642845
上海丽佳制版印刷有限公司

开本 890×1240　1/32　印张 5.25　字数 132 千
2021 年 6 月第 1 版第 2 次印刷
印数 4 101—6 200

ISBN 978-7-309-15556-3/R·1855
定价:60.00 元